AF458591

HOSPICES CIVILS DE LYON.

# COURS
DE
# PETITE CHIRURGIE
PROFESSÉ AUX
# HOSPITALIÈRES
de l'Hôtel-Dieu et de l'hospice de la Charité,

par M. le docteur MICHEL GANGOLPHE,
chirurgien-major désigné de l'Hôtel-Dieu.

Lettre de M. le professeur LÉON TRIPIER.
Des microbes. Moyen de les détruire: Asepsie de la salle d'opération, des instruments et objets de pansement. Appareils à stérilisation. Asepsie du chirurgien et des aides. Asepsie du malade. Pansements antiseptiques. Principaux antiseptiques.
Traitement immédiat des hémorrhagies, de la syncope, des fractures, des plaies par armes à feu, des brûlures et gelûres.
Anesthésies locale, générale. Saignée. Sangsues. Ventouses. Vaccination. Injections sous-cutanées. Révulsion. Cautérisation. Cathétérisme.

LYON.
IMPRIMERIE A. WALTENER ET Cie
14, rue Belle-Cordière, 14.
1888.

HOSPICES CIVILS DE LYON.

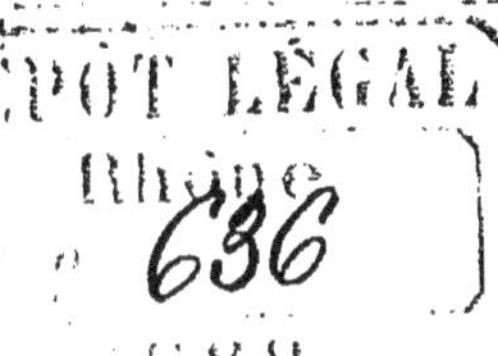


# COURS DE PETITE CHIRURGIE

PROFESSÉ AUX

# HOSPITALIÈRES

de l'Hôtel-Dieu et de l'hospice de la Charité,

par M. le docteur MICHEL GANGOLPHE,
chirurgien-major désigné de l'Hôtel-Dieu.

Lettre de M. le professeur LÉON TRIPIER.

Des microbes. Moyen de les détruire : Asepsie de la salle d'opération, des instruments et objets de pansement. Appareils à stérilisation. Asepsie du chirurgien et des aides. Asepsie du malade. Pansements antiseptiques. Principaux antiseptiques.

Traitement immédiat des hémorrhagies, de la syncope, des fractures, des plaies par armes à feu, des brûlures et gelûres.

Anesthésies locale, générale. Saignée. Sangsues. Ventouses. Vaccination. Injections sous-cutanées. Révulsion. Cautérisation. Cathétérisme.

LYON.
IMPRIMERIE A. WALTENER ET Cie
14, rue Belle-Cordière, 14.

—

1888.

MON CHER GANGOLPHE,

Votre petit livre n'a pas besoin d'être présenté au public, il se recommande de lui-même.

Conçu dans un excellent esprit, écrit de façon à être compris même des personnes étrangères à l'art, il s'adresse à tous ceux qui se trouvent en rapport avec des blessés.

Je ne crois pas qu'on puisse conseiller un meilleur guide aux étudiants.

Quant aux personnes qui doivent remplir les fonctions d'infirmier, je voudrais qu'elles l'apprissent par cœur, à la façon d'un catéchisme : et c'est seulement après avoir satisfait à un interrogatoire sérieux, auquel, du reste, se prête très bien le questionnaire qui se trouve à la fin de chaque leçon, qu'elles recevraient l'investiture.

Mais, ce n'est encore là qu'une demi-mesure, et je crois qu'il y aurait à faire beaucoup mieux :

Avant l'introduction des nouvelles méthodes de pansement, le rôle de l'infirmier se réduisait à fort peu de choses ; sans doute, il avait dans ses attributions la garde et l'entretien du matériel, mais il ne faisait pas de pansements et ne prenait pas une part active aux opérations.

Aujourd'hui, il en va tout autrement : cet employé au rôle effacé et qui ne nous prêtait qu'un concours passif en quelque sorte, du jour où, par la force des choses, nous l'avons chargé de la stérilisation de tout ce qui doit servir pendant les opérations et les pansements, de la désinfection des malades, soit à leur entrée, soit durant leur séjour à l'hôpital, sans compter le rôle qui lui est dévolu pendant les opérations, cet individu, dis-je, est devenu une personnalité avec laquelle il faut compter, sous peine de manquer le but.

La mesure prise par l'administration de faire instruire son personnel est donc très bonne par elle-même ; mais, si l'on veut qu'elle porte tous ses fruits, il ne faut pas s'en tenir là.

Etant donné que les internes et les externes changent tous les six mois, il est indispensable d'avoir un personnel fixe, pour assurer le service. Dans les conditions actuelles, le personnel médical nous quitte au moment même où l'on pourrait s'en remettre à lui du soin d'appliquer rigoureusement la méthode. Quelque instruit, quelque bien doué qu'on soit, il faut un apprentissage; mais, restât-il plus longtemps dans le service, il y aurait toujours la question de la préparation et de l'entretien du matériel : or, ici, les chances de contamination sont au moins aussi grandes sinon plus que dans l'emploi de ce même matériel. J'aurais beau faire moi-même tous les pansements, si les instruments dont je me sers, si les substances que j'emploie sont contaminées, il surviendra des accidents plus ou moins graves : c'est fatal.

Actuellement, un infirmier vient-il à manquer : on le remplace, par qui ? par un homme de peine ; mais il n'est pas stylé, ou pour mieux dire il ne sait rien, autant introduire le loup dans la bergerie ; car, ici, il n'y a pas d'à peu près : la plus petite négligence peut occasionner les complications les plus graves, voire même entraîner la mort ; à plus forte raison, si l'on pèche par ignorance.

Faut-il ajouter que dans les services de clinique, il nous est impossible de nous occuper des élèves si nous avons en même temps à surveiller les doigts de nos aides.

Tout bien considéré, je ne vois qu'un moyen

de tourner la difficulté, c'est de créer un véritable corps d'infirmiers.

Qu'on nous donne seulement des hommes jeunes, vigoureux et d'intelligence moyenne : nous les formerons; et, quand ils paraîtront suffisamment stylés, on leur fera subir l'examen dont je parlais précédemment. Ceux qui auront fait preuve des connaissances nécessaires obtiendront le titre d'infirmier titulaire. J'estime qu'il en faut deux par service : l'un serait préposé au matériel, l'autre serait plus spécialement affecté au service des malades.

Quant aux autres, on pourrait faire un choix parmi ceux qui auraient le mieux répondu. J'en voudrais également deux par service : Ils porteraient le titre d'aspirant et rempliraient les fonctions de brancardiers; mais, comme, entre temps, ils serviraient d'aides aux infirmiers titulaires, ce serait pour eux un moyen de se perfectionner et pour nous, une façon d'avoir toujours sous la main des sujets de rechange.

J'ajoute que tous ces employés devraient être rétribués convenablement, de manière à ce qu'ils pûssent, comme on dit, en faire leur carrière. De cette façon, on aurait un personnel instruit, bien discipliné et se recrutant facilement. C'est avec ce personnel qu'on formerait, dans chaque service, des cadres fixes, ayant un caractère bien défini et des attributions spéciales, ce qui permettrait d'obtenir la stricte application de la méthode, sans rien changer à l'organisation du personnel médical, chose qui me paraît à peu près impossible dans les conditions actuelles.

Telles sont les réflexions qui m'ont été suggérées par la lecture de votre livre. Je n'ai plus qu'à former le vœu de voir la réforme en question se réaliser le plus tôt possible : ce jour-là, un grand progrès aura été accompli et je n'hésite pas à dire qu'on devra vous en rapporter la meilleure part. Quant à l'Administration, elle n'aura pas menti à son bon renom et se sera acquis un titre de plus à la reconnaissance des malades.

Je vous serre cordialement la main.

Léon TRIPIER.

14 septembre 1888

# INTRODUCTION

En réunissant sous forme de manuel les conférences que l'Administration m'avait chargé de faire au personnel hospitalier de l'Hôtel-Dieu et de la Charité, j'ai pensé contribuer à la vulgarisation des données qui ont pour base les travaux de Lister et pour point de départ les immortelles découvertes de Pasteur.

La forme aphoristique et absolue usitée constamment dans ces leçons élémentaires m'a permis d'écarter toute discussion. En effet, nulle digression un peu longue n'est possible toutes les fois que l'on s'adresse à un auditoire intelligent sans doute, mais peu au courant des théories scientifiques.

Les propositions s'enchaînent d'elles-mêmes et c'est progressivement, logiquement, que l'auditoire doit être amené à partager vos idées.

C'est pour ces motifs, que j'ai fait connaître d'abord les bases scientifiques inébranlables sur lesquelles doit reposer toute méthode de pansement. L'insuffisance notoire des antiseptiques m'a conduit à ériger l'asepsie ou la stérilisation préalable en méthode générale sans toutefois proscrire aucunement l'emploi des substances antiseptiques. Parmi ces dernières, les plus puissantes : le sublimé, l'acide phénique, l'iodoforme, n'apportent qu'un obstacle relatif au développement des germes et dans leur solution même on a pu voir se développer et vivre des colonies de microbes.

Comme le répète M. le professeur Léon Tripier, c'est en stérilisant d'abord les liquides et les substances, en procédant avec toute la rigueur d'une expérience de laboratoire qu'on obtiendra le maximum de résultats.

Réduits à leur plus simple expression, ces rudiments de petite chirurgie s'adressent à tous ceux qui sont, ou peuvent être en contact avec les blessés : aux infirmiers comme aux jeunes étudiants.

A côté de la nation armée on a créé de toutes parts des légions d'infirmiers volontaires qui seront peut-être appelés un jour à exercer réellement les fonctions auquelles ils se sont dévoués. Quelles fautes ne commettront-ils pas si leur instruction préalable est insuffisante, s'ils ne sont pas convaincus que du premier pansement dépend le salut du blessé. Par contre quelles ressources ne peut-on espérer obtenir d'un personnel dévoué et discipliné comme le nôtre, si son éducation théorique et pratique a été soigneusement faite.

Les préceptes que nous formulons sont le reflet de l'enseignement quotidien de M. le professeur Léon Tripier. Qu'il veuille bien recevoir ici le témoignage de notre reconnaissance, pour la nouvelle marque d'intérêt qu'il veut bien nous donner en nous autorisant à reproduire sa si bienveillante lettre, qui marque une étape de plus à parcourir dans le champ des mesures déjà prises pour améliorer notre organisation hospitalière.

La création d'une phalange d'infirmiers spécialement destinée aux services de chirurgie, s'impose. Le personnel existant dont je me plais à reconnaître l'extrême bonne volonté est insuffisant, étant données les exigences de la chirurgie actuelle.

L'esprit libéral et si nettement progressiste de l'Administration des hôpitaux nous fait espérer que ce désideratum sera très prochainement comblé. C'est sur la demande de Messieurs les Administrateurs que ces conférences ont été entreprises, nous sommes heureux de leur dédier ce petit livre.

---

## PREMIÈRE CONFÉRENCE

Des microbes — Leur rôle prépondérant dans l'apparition des complications des plaies. — Leur rôle dans les maladies médicales dites infectieuses.

La plupart du temps, les plaies opératoires ou accidentelles guériraient très simplement, très vite, sans suppuration, sans fièvre, si des germes ou microbes n'avaient été déposés à leur intérieur ou à leur surface.

Le plus souvent ce sont les instruments, les objets de pansement, les mains du chirurgien ou des aides, qui étant impures (ou septiques) ont souillé (ou infecté) le blessé par la plaie.

Il est rare que les germes ou microbes soient apportés par l'air.

Le but de ces conférences est de vous apprendre l'existence des germes ou microbes, et de vous enseigner les moyens de prévenir et de combattre leur funeste influence.

L'ensemble de ces moyens constitue l'*asepsie* et l'*antisepsie*.

Il faut que tout le monde le sache bien; chacun a sa part de responsabilité dans une opération ou un pansement. Vous qui devez aider le chirurgien, vous tenez comme lui dans vos mains le sort des blessés, des opérés qui vous sont confiés.

Prévenus et instruits, vous veillerez sur vous-mêmes et sur les autres, et rendrez ainsi d'inappréciables services. Je suis sûr que vous vous rendez compte de l'importance de votre tâche et que vous aurez à cœur de la remplir consciencieusement.

**Des microbes.** — Les microbes sont des êtres infiniments petits, innombrables, à reproduction facile et rapide.

(Synonymes : *bacilles, bactéries, micro-organismes*).

Les auteurs s'accordent pour ranger les différentes variétés de microbes dans le règne végétal.

Quelle est l'origine de ces microbes? — On a cru pendant longtemps qu'ils naissaient spontanément (génération spontanée), toutes les fois que l'on exposait à l'air une substance ou un liquide susceptible de se putréfier, de fermenter : (ex. : du *sang*, de l'*urine*, du *lait*, du *bouillon*, etc...)

Cette opinion est fausse : Un microbe, si petit qu'il soit, ne naît pas plus spontanément qu'un chêne ou un éléphant. Les expériences de Pasteur ont démontré que, pour qu'il y ait des microbes dans un liquide, il fallait que des germes (des œufs de microbes), y fussent apportés.

Les dimensions des microbes varient d'*un dix millième* de millimètre à *quelques millièmes* de millimètre. Les microbes d'une même espèce peuvent présenter des dimensions très différentes variant du simple au double de telle sorte qu'on a pu croire à des espèces distinctes.

Leurs formes sont très variables : *arrondis* comme des *globules*, ils sont quelquefois *contournés* en *spirales* ou *allongés* en *bâtonnets*.

On les a divisés en quatre groupes, d'après leur forme :

1° Sphéro-bactéries ou microbes globulaires-cocci.

2° Micro-bactéries, microbes en bâtonnets, bâtonnets courts.

3° Desmo-bactéries ou bacilles, bâtonnets longs.

4° Spiro-bactéries ou bactéries spiralées. Spirales.

Cette classification n'a qu'une médiocre importance. Les formes de microbes ne sont pas constantes, immuables. Tout au contraire, on sait que le même micro-organisme peut revêtir des formes diverses pendant son développement, de telle sorte qu'il se présente successivement en coccus (globule), en bâtonnet, en filament ou en spirale.

Les microbes se *reproduisent* le plus souvent par *division* : Un bâtonnet se divise en deux.

Ils se multiplient aussi au moyen de petits grains (ou spores) qui, se détachant d'une de leurs extrémités, vont donner naissance à de nouveaux microbes.

Les *spores* présentent une membrane lisse et épaisse ; elles constituent des organismes durables, plus résistants, en général susceptibles de germer longtemps après leur formation.

On donne le nom de *zoogloоés* à des accumulations de microbes agrégés, les uns aux autres, le plus souvent alors entourés d'une *gangue de gélatine*.

Les microbes existent partout dans *l'air*, dans *l'eau*, dans la *terre*, à la *surface du corps* ainsi que dans les *cavités naturelles ouvertes à l'extérieur*.

*Dans l'air.* — A une altitude de 2,000 mètres, l'air ne contient pas de microbes. A peine en trouve-t-on quelques-uns dans la région des glaciers. Il y en a davantage dans les lieux bas et humides ; plus encore dans les villes.

Pour donner une idée de l'état de l'atmosphère des hôpitaux, nous dirons que l'on a trouvé 11,000 germes ou microbes par mètre cube d'air, dans les salles de la Pitié, à Paris.

Naturellement tous les objets exposés à l'air présentent des microbes qui s'y sont déposés par leur propre poids.

*Dans l'eau*. — L'eau de source, au moment où elle sort du sable ou du rocher, est pure de tout germe. Mais l'eau de pluie (qui a lavé l'air, pour ainsi dire) contient 248,000 microbes par litre.

L'eau d'égout en renferme des quantités énormes (80.000.000).

L'eau de la Seine recueillie au dessus de Paris n'est pas moins impure (4.800.000). Elle l'est bien davantage au-dessous de cette ville. (12.800.000).

L'eau que nous avons à notre disposition à l'Hôtel-Dieu ou en ville, l'eau destinée à l'alimentation est impure et ne doit pas être employée telle quelle dans le pansement des plaies.

L'eau distillée elle-même contient des microbes, pour peu qu'elle ait été exposée à l'air quelques instants.

*Dans la terre.* — Il est tout naturel que la terre renferme un grand nombre de germes ou microbes : Les détritus, les poussières jetés à sa surface, les inhumations et les enfouissements de cadavres d'hommes et d'animaux apportent constamment de nouveaux germes.

Tout le monde sait qu'il est dangereux de remuer les terrains où ont été enterrés des sujets morts de maladies contagieuses.

On a dit que le microbe du tétanos se trouvait surtout dans la terre. Dans elle aussi, d'après Cornevin on découvre le germe de la gangrène gazeuse. Toutefois le terrain des forêts paraît en être presque indemne. Mais les microbes sont aussi fort répandus dans la poussière des routes. Si l'on recueille un peu de la poussière qui se dépose sur les murs des salles d'un hôpital, on est effrayé de la quantité de microbes qu'elle contient. Les expériences faites avec la poussière recueillie sur le sommet du dôme de l'Hôtel-Dieu ont démontré le danger que présentait une telle substance.

Ce ne sont pas seulement les milieux dans lesquels nous vivons qui sont infectés de germes nuisibles, mais on en trouve encore en grand nombre sur l'homme lui-même.

C'est ainsi que la *surface du corps*, la peau (surtout dans les régions pourvues de poils) présente diverses variétés de microbes. Ces derniers séjournent surtout dans les débris épidermiques, et dans les orifices qui donnent passage à la sueur et à la graisse. D'où la nécessité *absolue* d'une désinfectation *soigneuse* avant toute opération. Les *cavités naturelles*, à cause de leur communication permanente avec l'air, de l'humidité et de la température qu'elles présentent, sont de véritables nids à microbes : Les fosses nasales, la bouche, les organes génitaux externes chez la femme, l'extrémité inférieure du tube digestif doivent être l'objet d'une attention particulière si l'on veut les débarrasser complètement de tout germe nuisible.

On trouve encore un très grand nombre de microbes dans l'intérieur de l'intestin. Mais chez les individus en bonne santé, il n'en existe aucun dans le sang.

*Quel est le rôle de ces organismes?* — L'influence des microbes est immense. Ce sont eux qui déterminent toutes les fermentations, la putréfaction, la corruption des substances végétales ou animales.

Non seulement ils transforment chimiquement ces dernières, mais certains d'entre eux fabriquent de véritables *poisons* entièrement semblables à ceux que nous retirons des plantes.

Quelques-uns même produisent des *substances colorantes*, comme vous pouvez en voir dans ces éprouvettes.

Les *fermentations* ont été définies : « Les trans- « formations chimiques que subissent des subs- « tances dissoutes sous l'influence d'êtres organi- « sés toujours privés de chlorophylles qui se dé- « veloppent et vivent dans l'intérieur du liquide « qui fermente. » (Duclaux, article : Fermentation, du Dict. Encycloped. des sciences médicales.)

« La *putréfaction* doit être considérée comme « l'ensemble et le résultat des deux fermentations « dont les corps végétaux et animaux sont le siège « après leur mort. » (Cornil et Babes,.. p. 41.)

Entre autres élaborations chimiques prennent naissance le poison putride, la sepsine, les alcaloïdes septiques... bien étudiées dans ces derniers temps.

Certaines putréfactions ou sécrétions qui présentent des *odeurs spéciales* très nauséabondes, comme la sécrétion de l'ozène (punaisie), sont liées à la présence de microbes spéciaux (microbes saprogènes)

Les microbes *chromogènes* sont la cause de la suppuration *bleue* et de la suppuration *orangée*.

Si quelques microbes sont probablement utiles, par contre un grand nombre d'entre eux est la cause de diverses maladies auxquelles on a donné le nom de maladies infectieuses.

Celles qui intéressent surtout le chirurgien sont: la septicémie (infection putride), la pyohémie (infection purulente) et leurs diverses variétés: l'érysipèle, les phlegmons...

Les médecins ont à combattre la tuberculose, les fièvres éruptives (rougeole, scarlatine, variole), le choléra,... la fièvre typhoïde, la dyssenterie...

Pour qu'une espèce de microbes soit cause d'une maladie (pathogène), il faut qu'elle trouve dans l'organisme où elle doit vivre en parasite les conditions spéciales de nutrition, de température, favorables, à son existence et à sa pullulation et qu'il ne s'y rencontre point de substance capable de nuire à son développement.

Ces conditions constituent la prédisposition individuelle aux maladies infectieuses; elles sont inconnues pour la plupart: on ne sait pas pourquoi, de deux personnes exposées aux mêmes influences contagieuses, l'une contracte une fièvre éruptive et l'autre reste indemne.

Les importants travaux publiés dans ces dernières années sous l'inspiration de M. le Professeur Verneuil démontrent jusqu'à l'évidence l'influence de l'état général du blessé sur la guérison des plaies accidentelles ou chirurgicales. Il est certain que l'albuminurie, le diabète, les affections du foie prédisposent aux diverses complications. C'est un fait connu de tous les chirurgiens que la résistance variable opposée par les blessés (suivant qu'ils sont robustes ou faibles) au développement des maladies infectieuses : Aussi doit-on encore redoubler d'attention quand il s'agit de sujets plus ou moins débilités. N'infectez pas un albuminurique et il aura de grandes chances de guérison. En effet, il ne faut pas se hâter d'attribuer à un tempérament particulier (diathèse) les accidents qui sont la conséquence directe de l'oubli des règles de la chirurgie antiseptique.

Les microbes déterminent la mort de diverses manières: soit par les *poisons* qu'ils produisent, soit parce qu'ils *absorbent l'oxygène* du sang (charbon aigu), ou bien encore parce qu'ils *oblitèrent* par leur accumulation, la circulation d'organes essentiels à la vie.

Comme vous le voyez, *les microbes ont un rôle prépondérant dans l'apparition des complications des plaies.* La connaissance de l'influence des germes nous a conduits à trouver les moyens de lutter contre eux et d'annihiler leur action nuisible. On guérit aujourd'hui radicalement la gale après deux heures de traitement, alors qu'autrefois elle était presque incurable parce qu'on en ignorait la cause.

La gale est produite par un parasite plus élevé en organisation que les microbes, mais c'est aussi une maladie contagieuse et infectieuse dans son genre.

Nous ne pouvons résister au plaisir de placer sous vos yeux les phrases significatives écrites à ce sujet par notre illustre compatriote Claude Bernard :

« La gale est une affection dont la cause réelle « est aujourd'hui bien déterminée, et la découverte « de sa cause est une conquête de la science mo- « derne. Avant d'en être arrivé là on avait pour- « tant observé et décrit la gale. On connaissait son « évolution et on avait constaté sa transmission « d'un individu à un autre. Mais relativement à sa « cause alors inconnue, on faisait les hypothèses « les plus diverses.

« On imaginait un vice herpétique donnant un

« vice à la maladie cutanée, à l'altération des hu-
« meurs.

« On supposait des métastases de ces vices ou « de ces humeurs viciées sur divers organes. En « un mot on créait de toutes pièces une entité « morbide à laquelle on rattachait tous les phéno- « mènes observés.

« Quant au traitement de la gale, il était et « devait être absolument empirique, puisqu'il « s'adressait à une cause imaginaire et inconnue. « On avait été conduit tout naturellement à em- « ployer diverses pommades comme moyen to- « pique. On soutenait qu'elles agissaient plus ou « moins efficacement les unes que les autres mais « sans pouvoir s'en rendre compte. Chacun, méde- « cin ou non, préconisait sa pommade comme la « meilleure. Je me souviens d'avoir connu dans la « campagne que j'habitais étant enfant, des paysans « qui avaient le secret de composer des pommades « soi-disant merveilleuses contre la gale.

« On pouvait alors faire de la statistique sur la « guérison de la gale, soutenir que tel traitement « ou tel médicament topique guérissait un nom- « bre de malades sur cent plus considérable que « tel autre. Enfin on raisonnait en ce temps-là « sur la gale, comme nous raisonnons encore main- « tenant sur les maladies dont nous ne connaissons « pas expérimentalement la cause.

« Mais quand la cause vraie de la gale a été dé- « couverte, on a reconnu qu'elle résidait dans un « *acarus* qui élisait domicile sous l'épiderme « humain, y creusait ses terriers, y vivait, y pullu- « lait, et causait par sa présence l'irritation de « la couche épidermique de la peau et tous les « symptômes extérieurs de la gale.

« On a étudié les mœurs de cet *acarus*, ses ha- « bitudes, sa manière de vivre, et on a expérimenté « les agents capables de lui donner la mort.

« Après ces études, tout s'est expliqué clairement

« et on est devenu maître de la maladie en devenant maître de sa cause. »

### QUESTIONNAIRE (1re CONFÉRENCE)

1° Quelle est la cause habituelle des complications des plaies?
2° Qu'est-ce que les microbes?
3° Peuvent-ils naître spontanément?
4° Comment se reproduisent-ils?
5° Quelle est leur répartition dans l'air, l'eau, la terre?
6° En trouve-t-on sur le corps humain?
7° Quel est leur rôle dans les fermentations les putréfactions, et l'apparition des maladies infectieuses?
8° Comment peuvent-ils déterminer la mort?

---

## DEUXIÈME CONFÉRENCE

Signification des mots antisepsie et asepsie. — Conditions nécessaires à l'existence et au développement des microbes. — Moyens de les détruire et d'arrêter leur développement. — De la valeur exacte des antiseptiques. — Conclusions qui découlent de cette étude.

Le mot antisepsie est synonyme de antimicrobien, de microbicide.

Le mot asepsie est synonyme de stérilisation complète, absolue.

Quelle part faut-il faire à l'un et à l'autre de ces deux procédés? C'est ce qui ressortira clairement de l'exposé suivant des conditions nécessaires à l'existence et au développement des microbes et des moyens de les détruire. Mais déjà nous pouvons établir en tête de ce chapitre le principe suivant.

L'asepsie (stérilisation absolue) constitue véritablement la méthode dont l'antisepsie (antimicrobien) n'est qu'un des procédés.

Pourquoi?

1° Parce que certains germes résistent à tous les antiseptiques?

2° Parce que certains microbes détruits par un

antiseptique ne sont nullement influencés par un autre en apparence plus énergique.

3° Parce que les objets de pansement ou les liquides et substances dites antiseptiques peuvent contenir des germes. La preuve en est faite plus loin.

4° Par contre si l'on a soumis à la stérilisation absolue (asepsie) les pièces de pansement, les instruments, on est absolument certain de ne pas infecter son malade.

Pour bien vous faire comprendre la distinction essentielle, capitale, qui existe entre l'antisepsie et l'asepsie, je vous citerai les exemples suivants:

L'eau phéniquée, la solution de sublimé, la gaze iodoformée sont des substances antimicrobiennes, microbicides, ou *antiseptiques*. Une méthode de pansement basée uniquement sur l'emploi de ces substances (sans stérilisation préalable) constitue l'antisepsie.

L'eau stérilisée, l'ouate ordinaire passée à l'autoclave de Chamberland sont *aseptiques*, c'est-a-dire dépouillées de tout germes, ou absolument stérilisées.

Une méthode de pansement basée sur la nécessité de stériliser d'abord tous les objets dont on se sert constitue l'asepsie ou stérilisation préalable.

Il faut combiner ces deux méthodes si l'on veut obtenir d'excellents résultats; mais *l'asepsie*, nous le répétons, doit tenir la plus large place dans les préoccupations du chriurgien.

Ce qui suit le prouve surabondamment.

Si l'on connaît les conditions nécessaires à l'existence et au développement des microbes, c'est parce que l'on est arrivé à les cultiver, comme de véritables plantes.

Les terrains dans lesquelles on les sème sont très variables...(bouillons de bœuf, sérum gélatinisé, tranches de pommes de terre,.....agar-agar.)

Toutes les substances végétales ou animales peuvent servir de terrain ou de bouillon de culture.

*Tous les blessés sont pour ainsi dire des bouillons de culture qu'il faut empêcher d'être fertilisés par les microbes infectieux.*

Etudions ensemble les conditions qui facilitent la pullulation des germes, nous arriverons par là à connaître les moyens de la prévenir ou d'arrêter leur développement.

*L'air* est nécessaire au plus grand nombre de microbes, mais il est nuisible à quelques-uns d'entre eux; parmi ces derniers, je citerai celui de la gangrène gazeuse. Par contre celui de l'ostéomyélite infectieuse n'est nullement influencé par l'oxygène puisqu'il vit dans le sang.

On divise les germes en *aérobies* et *anaérobie*, suivant qu'ils ont besoin de l'air pour se développer *(aerobies)*, ou qu'ils peuvent s'en passer *(anaérobies)*.

C'est dans l'étude des fermentations que Pasteur a découvert que certains de ces organismes peuvent vivre sans air. Leur propriété de ferment est liée entre autres conditions à l'absence d'oxygène. Comme la levure dans la fabrication de la bière se trouve dans la profondeur de l'infusion sucrée, loin de l'air, et qu'elle a besoin d'oxygène, elle en emprunte au sucre dû à la germination de l'orge, et le décompose en acide carbonique et en alcool.

Le microbe de la gangrène gazeuse à l'état de développement complet sous forme de bâtonnet, ne se développe pas à l'air libre, il est anaérobie. Mais à l'état de spores il supporte indifféremment l'air et l'oxygène sous pression. Ceci vous explique pourquoi les plaies profondes, irrégulières, anfractueuses, sont plus exposées à la gangrène gazeuse. Les expérience ont démontré qu'on tuait les animaux à coup sûr, en inoculant sous la peau du liquide de la gangrène gazeuse, tandis que sur une large plaie en surface bien exposée à l'air on n'obtient qu'un peu de fièvre.

L'aération est un côté de l'antisepsie.

On avait cru que l'eau oxygénée pouvait rendre

de grands services. Il n'en est rien malheureusement (*Etude de l'eau oxygénée au point de vue médical*, Th. de Lyon, 1887, R. Desmoulins). Elle ne possède qu'une vertu antiseptique nulle ou très médiocre. Il résulte des recherches de M. Desmoulins que l'eau oxygénée ne peut exercer une action destructive sur un microbe, qu'à la condition de rester longtemps en contact avec lui, sans être décomposée. Son instabilité en présence des tissus et l'absence de tout pouvoir antiseptique sans action prolongée anéantissent l'espoir de l'employer avec succès dans la pratique.

*La lumière du soleil* détruit certains germes, ou atténue tout au moins leur influence (Arloing). Parmi les conclusions auxquelles arrive M. Gaillard (*De l'influence de la lumière sur les micro-organismes*, Th. de Lyon, 1888), nous relevons celles-ci : Les bactéries en général et plusieurs bacilles et micrococci pathogènes (causes de maladies) perdent assez rapidement leur végétabilité quand ils sont exposés aux rayons du soleil. La virulence de plusieurs d'entre eux peut être atténuée à un degré qui permet de les utiliser comme vaccin (charbon, bacillus anthracis).

L'action de la lumière est accrue en présence de l'air; elle est en rapport avec l'intensité des rayons éclairants.

Faites donc pénétrer partout l'air et la lumière, en même temps que vous aiderez à rétablir la santé générale du malade, vous ferez œuvre d'antisepsie.

*L'humidité* favorise généralement la pullulation des microbes. Cela n'a rien d'étonnant; vous savez en effet que c'est une des conditions nécessaires à toute espèce de cultures et de végétations.

*La température* présente à ce point de vue une grande influence; la chaleur moyenne est favorable aux microbes. Il ne s'ensuit pas que le froid doive les détruire; ils continuent à vivre même lorsqu'on les soumet à une température très-basse, plusieurs degrés au-dessous de zéro, comme aussi certains d'entre eux (à l'état de spores) résistent à la température de l'eau bouillante (100°).

Il faut une température de 120° pour être sûr de stériliser complètement une substance, de la débarrasser de tout germe nuisible. C'est ce que l'on réalise au moyen de l'autoclave de Chamberland et de l'étuve à l'huile.

La chaleur élevée est le meilleur des désinfectants.

*Action de diverses substances chimiques sur les microbes.* — Grâce à la méthode des cultures on a pu se rendre compte de l'action de certaines substances sur la pullulation des microbes et étudier ainsi leur degré d'influence antiseptique ou microbienne.

Pour étudier leur puissance on introduit par exemple dans deux liquides de culture pareils, faits avec du jus de viande cuit, quelques gouttes d'un bouillon identique renfermant des microbes en plein développement. Dans le premier liquide on constate la dose de la substance antiseptique capable d'arrêter la pullulation, dans le second la dose suffisante pour les tuer.

Les expériences ont démontré que les antiseptiques possédaient une efficacité très-variable suivant les germes qu'ils avaient à combattre. Il y a pour ainsi dire un antiseptique pour chaque variété de microbes. Telle substance susceptible de tuer le microbe du charbon laissera intact celui de la gangrène gazeuse.

Pour vous en convaincre, lisez le tableau emprunté à la thèse de M. Truchot (1884), tableau classant les antiseptiques d'après leur pouvoir microbicide relativement au micrococcus septicus puerperalis (microbe de l'infection puerpérale) :

1° *Substances éminemment antiseptiques :* Sublimé, permanganate de potasse, sulfate de cuivre, nitrate d'argent.

2° *Substances très antiseptiques :* Essence de térébenthine, thymol, sulfate de quinine, chloral.

3° *Substances moins antiseptiques :* Acide phénique, acide borique, acide chromique.

4° *Substances non efficaces :* Alcool, acide salicylique, chlorure de zinc, eau oxygénée, acide carbonique.

Vous voyez par exemple rangés dans la quatrième catégorie l'acide salicylique qui est cependant actif vis à vis d'autres germes, et dans la troisième l'acide phénique et l'acide borique dont l'efficacité n'est pas douteuse à l'égard d'autres agents infectieux.

Lisez encore les tableaux suivants extraits de la thèse de M. Courboulès, sur la gangrène gazeuze (septicémie gangréneuse) :

1° Tableau d'un certain nombre de produits antiseptiques en vogue dans les maladies infectieuses en général, qui ne produisent aucun effet sur le virus de la septicémie gangréneuse :

Eau oxygénée; 2/1 : *Sublimé corrosif*, de 1/10000 à 1/500; *Nitrate d'argent*, 1/2000 à 1/500; Vapeurs d'iode, vapeurs, de brome, vapeurs d'acide chlorhydrique; *Iodoforme*; sulfure de carbone 1/10; acide tannique 1/10; iodure de potassium 1/10; salicylate de soude 1/10; glycérine, chloral 1/5.

Nous avons souligné particulièrement le sublimé, le nitrate d'argent et l'iodoforme; efficaces à l'égard d'autres germes, ils sont impuissants contre celui de la gangrène gazeuse.

Prenons encore quelques exemples : l'acide sulfureux tue les microbes qui sont à la surface des objets. Un centième de cet acide, dans l'air d'une chambre, désinfecte les murs et les objets, mais les spores ne sont pas détruites par ce procédé. Par contre, le brome, l'iode, ont plus d'action pour empêcher le développement des spores.

Les solutions antiseptiques les plus employées à Lyon sont : Le sublimé (de 1/1000 à 1/6000), l'acide phénique (de 50/1000 à 25/1000), l'acide borique (de 40/1000), l'acide salicylique (de 8/1000), le chlorure de zinc (8/100.

Aucun de ces antiseptiques n'est assez énergique pour tuer tous les microbes; aucun n'est capable de stériliser, à coup sûr, de rendre aseptique un pansement.

La recherche d'une substance antiseptique absolue peut être considérée à présent comme une chimère. Le microbe de la gangrène gazeuse (et il n'est sans doute pas le seul) résiste à tous les antiseptiques connus. Ce n'est pas parce que vous aurez arrosé une plaie avec du sublimé ou de l'acide phénique, ou toute autre substance que vous serez parfaitement sûrs d'être à l'abri de tout accident.

Il faut que l'eau que vous employez, vos mains, vos instruments, les pièces de pansement;..... etc. soient d'abord aseptiques, privés de tout germe.

Il n'y a donc pas *d'antisepsie possible* sans *asepsie préalable.*

### QUESTIONNAIRE (IIe CONFÉRENCE)

1° Quelle est la signification des mots asepsie et antisepsie?

2° Citez des exemples?

3° Quelle est l'influence de l'air, du soleil, de l'humidité, de la température sur les microbes?

4° Les substances chimiques dites antiseptiques méritent-elles ce nom?

5° Sont-elles antimicrobiennes vis à vis de tous les germes?

6° Citez les exemples établissant la valeur exacte qu'on doit leur attribuer?

7° Quelles conclusions devez vous tirer de cette étude?

---

## TROISIÈME CONFÉRENCE

### Conditions que doivent présenter l'installation et l'aménagement d'une salle d'opération.

J'ai terminé la conférence précédente en insistant sur l'importance de l'asepsie.

Je ne puis mieux faire, pour appuyer encore cette

opinion, que de vous citer cette phrase par laquelle M. le professeur Léon Tripier terminait un article publié il y a quelque temps dans *le Lyon Médical* (décembre 1887) :

« En résumé, qui dit antisepsie ne dit pas asepsie. Dans un milieu infecté comme le nôtre, nous croyons que sans asepsie, l'antisepsie n'est qu'un leurre et expose à de cruels mécomptes. »

C'est en me plaçant à ce point de vue surtout que je vous exposerai successivement les précautions à prendre pour assurer l'asepsie :

1° De la salle d'opération ;

2° Des instruments et des divers objets employés pour l'opération ou le pansement ;

3° Du chirurgien et des aides ;

4° Du malade ;

*Asepsie de la salle d'opération.* — Le local choisi comme salle d'opération et de pansement doit présenter certaines conditions pour être aseptique.

Il est évident qu'il doit être *spacieux*, bien *éclairé* pour la commodité du chirurgien, et *chauffé* d'une façon suffisante pour que les opérés ne se refroidissent pas pendant l'opération.

Il faut en outre qu'il soit bien *aéré* et complètement *isolé* de toute cause d'infection.

On n'installera pas, cela va sans dire, une salle d'opération dans le voisinage d'un amphithéâtre ou d'un water-closet ; mais on doit aussi opérer à part les malades atteints de lésions infectieuses : phlegmon diffus, gangrène, panaris.....etc.

Vous savez qu'on ne fait plus maintenant le pansement public dans la salle d'opération, mais près de la porte de l'hôpital.

On ne doit introduire dans la salle d'opération, rien qui puisse être la cause d'infection (vêtements, linges).

Même les habits de ville doivent être laissés dans un vestiaire spécial destiné au chirurgien et aux aides. Ainsi pratiqué, l'isolement sera réel et complet.

Tout ornement architectural sera impitoyablement proscrit. Les frises, les moulures, comme les meubles inutiles sont de véritables nids à microbes.

Les murs, revêtus de stuc ou d'un vernis quelconque, seront nus, pourvus seulement de consoles mobiles, faciles à enlever, à nettoyer, supportant des rayonnages de verres épais.

Le plancher, bitumé ou fait de tout autre matière imperméable, sera incliné légèrement, de manière à permettre un lavage abondant et l'écoulement des liquides.

A tous les murs seront fixés des réservoirs contenant des solutions antiseptiques; on aura aussi à sa disposition un certain nombre de seaux à irrigation.

La nouvelle salle d'opération de l'Hôtel-Dieu pourra être citée comme un modèle d'installation, lorsque les travaux actuels seront achevés.

On utilisera les bougies filtres de Chamberland pour la stérilisation de l'eau. Vous pouvez voir, sur les bougies que je vous présente, un dépôt vaseux qui montre que ce n'est pas là une précaution inutile mais nécessaire.

Voilà la disposition adoptée par M. le professeur Tripier; elle me paraît très pratique.

« La stérilisation au moyen des bougies de Chamberland nous a paru de beaucoup supérieure; aussi bien, nous l'avons adoptée. Au point où le tube adducteur, rempli d'eau de la Compagnie, aborde la salle d'opérations, se trouve un jeu de bougies pleines Chamberland. Ces bougies filtrent 400 litres d'eau en vingt-quatre heures. Elles déversent leur contenu dans un réservoir de 100 litres qui est privé de toute communication avec l'atmosphère, excepté par le haut, où se trouve un orifice surmonté d'un tube évasé et rempli de coton, qui fait lui-même office de filtre pour l'air ambiant.

« A la sortie du réservoir, l'eau prend deux voies distinctes : d'un côté, elle se rend directement par des tubes rigides ou souples dans les ajutages de différentes formes, qui la déversent sur les plaies ; de l'autre, elle passe dans un tube sur le trajet duquel se trouve un chauffeur à gaz spécial qui permet de lui donner une température plus ou moins élevée, depuis 30° jusqu'à 70° et même 100°.

« Nous avons fait placer un troisième tube qui sert à alimenter un réservoir contenant de la solution phéniquée faible. Un orifice pratiqué sur la paroi supérieure de la caisse et surmonté d'un tube évasé garni de coton, sert à la filtration de l'air. Deux gros tubes de caoutchouc partant de la paroi inférieure conduisent le liquide dans les embouts qui servent au lavage des plaies. Dans notre nouvelle salle d'opérations nous comptons avoir une série de réservoirs analogues pour les différentes solutions antiseptiques : borique, salicylique, sublimé, chlorure de zinc, etc., etc.... De cette façon on diminue la main d'œuvre et par là même les chances de contagion. »

Dans cette installation très heureuse et fort bien combinée pour les besoins du service, tout avait été prévu pour assurer à l'eau, à sa sortie du filtre, un parcours pendant lequel elle devait demeurer pure de tout contact avec un air ambiant malsain. Et cependant, des expériences faites par M. Dor ont démontré que les bougies ne remplissaient pas exactement tout leur but (*Lyon médical*, 1888 juillet).

Elles retiennent incontestablement la grande majorité des microbes de l'eau, mais elles en laissent passer quelques-uns. Si le filtre Chamberland ne peut nous donner une stérilisation absolue, s'ensuit-il que nous devions le décrier et le rejeter? Loin de nous cette pensée, il rend de trop grands services au point de vue de l'hygiène publique, et, du reste, au point de vue chirurgical, c'est encore le meilleur filtre à utiliser dans la préparation des solutions antiseptiques.

La modification apportée par M. Maillié dans la

confection des filtres paraît être également inefficace pour s'opposer au passage des microbes.

Toutefois de nouvelles expériences sont nécessaires pour juger ce détail.

Un moyen qui paraît au-dessus de toute objection est celui indiqué par M. Tripier et qui consiste à utiliser l'eau soumise à une pression de 120°. Les récipients qui sont soumis à l'autoclave ne permettent d'obtenir qu'une petite provision d'eau. Dans sa nouvelle installation, M. Tripier fera usage d'un condensateur avec réservoir de plusieurs hectolitres permettant d'avoir à sa disposition une réserve considérable. (*Asepsie et Antisepsie*, Mazet, Th. Lyon, 1888).

L'arsenal ou plutôt le meuble qui doit contenir les instruments doit être aussi sommaire que possible. Il ne faut plus aujourd'hui de ces rayonnages revêtus de velours rouge, sur lesquels on étalait les instruments. De simples tablettes de verre sont infiniment préférables.

La table d'opération, tout en étant commode, sera facile à laver.

Pour que l'installation soit complète, il faut enfin une *étuve à huile* destinée à stériliser les instruments, et un *autoclave de Chamberland* avec séchoir magasin pour stériliser les objets de pansement

Au lieu de se servir de draps ou de linges pour protéger ou couvrir le malade, il est préférable de se servir de toiles, de coussins en tissus imperméables; ce sera plus économique et aussi plus facile à rendre aseptique.

La plupart des chirurgiens ont renoncé à l'emploi du pulvérisateur à cause de ses *inconvénients certains*, et de son efficacité plus que douteuse, c'est également notre avis.

QUESTIONNAIRE (III<sup>e</sup> CONFÉRENCE)

1° Quelles conditions doit avoir une salle d'opération pour être aseptique?

2° Décrivez son installation et son outillage indispensables?

## QUATRIÈME CONFÉRENCE

### Asepsie des instruments et des divers objets employés pour l'opération et le pansement.

Les instruments doivent être particulièrement soignés; trop souvent, en effet, ils sont la cause de l'infection des plaies.

Il ne faut pas ici se contenter de la propreté apparente et, comme l'a dit M. le professeur Fochier, *si la blancheur est le symbole de l'innocence ce n'est pas toujours celui de l'asepsie.*

Une expérience déjà bien ancienne faite par M. le professeur Ollier a prouvé qu'en injectant l'eau dans laquelle on avait fait tremper des instruments dits propres, on donnait lieu à des abcès, des phlegmons et même à la mort des animaux mis en expérience.

Aujourd'hui on a supprimé tous les ornements inutiles et l'on n'achète plus que des instruments simples, commodes, à surface lisse et unie.

Ce n'est pas chose facile que d'obtenir une asepsie complète lorsqu'il s'agit d'instruments à surfaces irrégulières, anfractueuses et dentelées (scies à chaînes, pinces à griffes, pinces hémostatiques, ou bien de trocarts, canules).

Ce n'est pas avec le papier verré, le tripoli, l'eau chaude, que vous arrivez à ce résultat. Vous connaissez comme moi la force de résistance de certains microbes.

Le moyen le plus pratique et le plus certain, c'est l'emploi de l'étuve à huile dont voici la description: (1)

« Cet appareil se compose d'une caisse en laiton qui a 40 centimètres de longueur sur 27 centimètres de hauteur et 20 centimètres de largeur. Elle est destinée à recevoir de l'huile que l'on porte à une

---

(1) *Contribution à l'étude de la nature et de la prophylaxie de la septicémie gangréneuse.* Courboulès. Th. Lyon, 1883.

température donnée et dans laquelle on plonge les instruments de chirurgie. Sous le bain se trouve un brûleur entretenu par une source de gaz. Le gaz avant de pénétrer dans le brûleur passe dans un régulateur d'Arsonval qui sert à maintenir la température à un degré déterminé. Celle-ci est indiquée par un thermomètre qui plonge dans le même compartiment que la chambre à air du régulateur.

L'arrivée du gaz dans le brûleur est constamment assurée par le tube à sauterelle.

Si l'on examine l'appareil sur une coupe verticale, on voit que le bassin est divisé en plusieurs compartiments de grandeur différente selon les instruments qu'ils sont destinés à recevoir.

Ces compartiments communiquent entre eux à travers un double fond dont la partie supérieure est percée de trous, de manière que la chaleur s'équilibre dans la masse du bain d'huile. Le fond des compartiments destinés aux scies, aux couteaux d'amputation est garni de plaques de liège empêchant les pointes et les tranchants de s'émousser sur le fond métallique.

Pour les petits instruments, tels que les pinces hémostatiques, les bistouris, les ciseaux, nous avons eu l'idée de faire construire de petits paniers tressés en fil de fer recuit, dans lesquels nous les mettons quand nous voulons passer ces instruments au bain d'huile.

Nous ne dirons rien du fonctionnement de l'appareil; il découle de la description, mais ce que nous tenons à fixer dans l'esprit, c'est qu'il faut le chauffer à la température de 120° ou 130°, opération qui demande environ trois quarts d'heure. Les instruments doivent y rester plongés pendant dix minutes, pour être sûr que les germes de septicémie qu'ils pourraient recéler, soient hors d'état de nuire.

On les place dans une grande cuvette destinée à les recevoir pendant le cours des opérations. Cette cuvette contient une solution d'acide phénique à

3

50 pour 1,000 qu'on a pris la précaution de chauffer entre 70° et 80° afin d'éviter la détrempe.

Tous les instruments à opérations générales passent par le bain.

La seule modification que nous ayons introduite porte sur le mode de fixation des manches en bois. Un moment nous avons pensé à des instruments complètement métalliques, mais il en serait résulté de sérieux inconvénients.

Nous nous sommes arrêté à la monture anglaise. La partie métallique se prolonge dans un manchon formé de deux parties latérales: ces pièces sont fixées non par un ciment, mais par des goupilles. L'instrument est peut-être un peu plus lourd, mais il conserve ses autres qualités et il n'en est que plus solide. »

Je suppose que vous vous trouviez à la campagne, employez alors l'eau bouillante ou le flambage rapide des instruments.

Si vous avez de l'alcool ou de l'eau-de-vie à votre disposition, versez-en une petite quantité dans un vase plat, placez-y vos instruments et allumez. Eteignez prestement ensuite, sinon l'acier serait détrempé. S'agit-il de désinfecter un instrument creux, une canule à hydrocèle, par exemple, versez quelques gouttes d'alcool dans l'intérieur et enflammez-le. Vous aurez un flambage rapide et une asepsie suffisante. Il est bien certain qu'une poignée de paille, un journal peuvent être utilisés si vous n'avez rien de mieux sous la main. J'emploie journellement le flambage rapide au bec Bunsen, pour la désinfecion immédiate, rapide des aiguilles, épingles, fils et plaques métalliques en usage pour les sutures. On les laisse ensuite dans la solution phéniquée forte jusqu'au moment de leur utilisation si l'on ne s'en sert pas immédiatement.

Nous en avons fini avec l'asepsie des objets métalliques. Voyons maintenant ce qui concerne les éponges, les fils et les drains.

*Eponges.* — Il n'est pas douteux que l'usage des

éponges doit être aussi restreint que possible. Il est difficile, en effet, d'arriver à une asepsie absolue; d'autre part, leur désinfection est à peu près impossible lorsqu'elles ont été en contact avec du pus ou des liquides septiques.

Comme il n'est guère possible d'en rejeter l'emploi d'une façon complète, il importe de bien connaître les manipulations que nécessite leur asepsie:

1° Après un battage prolongé destiné à les débarrasser du sable et des petits coquillages qu'elles contiennent, lavage à l'eau tiède stérilisée;

2° Séjour de 24 heures dans une solution de permanganate de potasse à 1/1000 ou 1/500 renouvelée deux fois;

3° Les faire tremper pendant quelques minutes dans une solution de sulfate de soude à 1/100 additionnée d'un cinquième d'une solution concentrée d'acide chlorhydrique à 8 0/0;

4° Les faire séjourner pendant quatre ou cinq jours dans de l'eau à 35° ou 38° renouvelée chaque jour afin de provoquer la germination des spores qui auraient pu ne pas être détruites par les manipulations précédentes;

5° Les éponges sont définitivement placées dans une solution phéniquée forte 50/1000 en bichlorure (sublimé 1/1000) et peuvent être utilisées au bout d'une semaine.

Il est très utile d'avoir un bocal pour chaque jour de la semaine. De cette manière, les éponges séjournent plus longtemps dans la solution antiseptique avant d'être mises en usage.

Pendant les opérations on nettoiera celles qui sont imprégnées de sang en les lavant à l'eau stérilisée, et en les passant ensuite dans une solution antiseptique. Elles peuvent ainsi servir plusieurs fois dans la même séance.

Sont-elles infectées de pus, il faut les mettre à part pour les brûler.

L'aide chargé des éponges a une tâche importante à remplir.

Je préfère de beaucoup employer dans la pratique courante les tampons d'ouate entourés ou non de tarlatane et préalablement soumis à l'autoclave Chamberland. Leur asepsie est parfaite, et leur porosité bien suffisante pour permettre de les employer même dans les opérations abdominales. Préparés par petite quantité, retirés du séchoir-magasin au fur et à mesure des besoins, ces tampons offrent une sécurité absolue, et comme on ne les fait pas servir deux fois, ne risquent pas de servir de véhicules à l'infection.

**Asepsie des divers objets employés pour les ligatures, les sutures et le drainage.** — On se sert presque toujours de catgut pour lier les vaisseaux. Lister a rendu un immense service à la chirurgie en préconisant son emploi : on peut, comme vous le savez, refermer complètement la plaie par dessus le catgut tandis qu'autrefois il fallait attendre pendant huit dix ou douze jours que le fil ordinaire, alors en usage, se séparât et tombât dans le pansement. La réunion immédiate, totale, des plaies importantes était par suite impossible.

Néanmoins il est nécessaire de prendre de grandes précautions pour s'assurer de l'asepsie parfaite du catgut employé, sinon l'on s'exposerait à de graves accidents.

C'est dans ce but que l'on a préconisé :

1° Le catgut à l'huile de genièvre ; 2° le catgut phéniqué ; 3° le catgut chromique ; 4° le catgut sublimé.

En ce qui concerne la première de ces préparations, nous dirons qu'elle n'est pas toujours soigneusement aseptique. MM. Reverdin, de Genève, m'ont affirmé avoir obtenu des cultures de microbes avec du catgut conservé depuis plusieurs années dans l'huile de genièvre. Habituellement on emploie le catgut phéniqué auquel on peut adresser les mêmes reproches.

Quant au catgut chromique, si utile pour les sutures, il est long à préparer et ne présente pas de sérieux avantages sur la soie, car il met longtemps à se résorber.

On a préconisé le catgut au sublimé. Les cordes à boyaux sont placées pendant vingt-quatre heures dans une solution aqueuse de sublimé à 1 0/0, puis conservées dans une solution alcoolique de sublimé à 0,50 0/0 additionnée de 10 0/0 de glycérine.

Nous préférons employer le catgut préparé comme l'indique M. L. Tripier.

On laisse séjourner les cordes à boyaux pendant vingt-quatre heures dans une solution de sublimé à 1/1000, puis on les place dans l'alcool absolu pendant douze heures. On les retire enfin pour les laisser définitivement dans l'huile phéniquée à 50/1000 préalablement bouillie.

Les examens bactériologiques ont prouvé que ce catgut était aseptique.

Il ne suffit pas d'avoir préparé un catgut réunissant toutes les conditions désirables, il faut encore le conserver en bon état.

Pour éviter d'infecter tout un flacon, alors que l'on désire prendre seulement un peu de catgut, on se servira de pinces et non des doigts. A ce point de vue on trouve dans le commerce des vases préparés dans ce but et dont nous recommandons l'usage.

*Fils de soie.* — Il suffira de faire passer les fils de soie à l'autoclave Chamberland (étuve humide, 120°,) puis de les conserver dans une solution alcoolique de sublimé (1 0/0) pour avoir une préparation tout-à-fait aseptique.

*Crins de cheval.* — Lavés d'abord à l'eau chaude et au savon, soumis à l'autoclave puis conservés dans l'eau phéniquée stérilisée (5 0/0), les crins seront débarrassés de tout germe.

*Drains.* — La préparation des drains de caoutchouc est tout aussi simple. On peut les soumettre à l'autoclave sans altérer leur solidité et les placer ensuite dans une solution phéniquée à 50/1000. Nous répéterons de nouveau qu'il ne faut pas prendre avec les doigts, les drains, les crins, les fils..... mais saisir avec des pinces seulement ceux que l'on désire employer.

*Eponges préparées.* — Lorsqu'on désire dilater un trajet fistuleux ou même un orifice naturel, on peut se servir d'éponges préparées à l'éther iodoformé, mais il est préférable de se servir de laminaria ayant séjourné dans le même liquide.

**Asepsie des pièces de pansement.** — Je vous ai dit qu'il n'existait pas d'antiseptique absolu tuant tous les microbes. Par suite, un certain nombre de microbes peuvent se glisser et vivre dans les substances dites antiseptiques, vendues et employées comme telles.

Pour vérifier cette idée, M. le professeur Tripier adressa à M. Arloing un paquet de coton benzoïque tel qu'il est livré par les fournisseurs des hôpitaux, avec prière d'examiner s'il contenait des germes. Voici la réponse :

Le paquet qu'on nous a remis était exactement fermé. On l'ouvre avec précaution et l'on retire de sa partie centrale deux petites masses, dont l'une est immédiatement distribuée par flammèches entre vingt-cinq ballons Pasteur, chargés avec des bouillons de bœuf salé et non salé ; l'autre est portée dans une étuve à 130°, pendant deux heures, avant d'être répartie de la même manière que la précédente entre le même nombre de ballons. Tous ces ballons sont ensuite portés dans des étuves à incubation. Au bout de quelques jours on les examine. Voici ce que l'on constate : 1° Tous les ballons qui ont reçu une boulette de coton chauffé ont un contenu clair et transparent. 2° Sur VINGT-CINQ *ballons qui ont reçu le coton à la sortie du paquet,* VINGT-QUATRE *sont peuplés de microbes.* A supposer que quelques-unes des flammèches de coton non chauffé aient pu recevoir des germes de l'atmosphère, il n'en ressort pas moins de cette expérience que le *coton benzoïque* livré par les fabricants n'est pas rigoureusement *aseptique.*

La ouate salicylée a été examinée au même point de vue et a donné des résultats analogues. Vous voyez qu'il ne faut pas se fier aux étiquettes. Le mieux est de faire soi-même l'asepsie du pansement. On y arrive facilement au moyen de l'autoclave de Chamberland. On obtient ainsi la stérilisation absolue, la destruction des germes les plus résistants comme le prouve la note suivante de M. Adenot (recherches faites au laboratoire de M. Arloing).

Quatre *virus* dont les agents sont également résistants : *Pustule maligne*, *Septicémie gangréneuse foudroyante*, *Osteo-myélite infectieuse* et *Charbon symptomatique du bœuf*, furent étendus sur des fragments de toile et desséchés à l'ombre, puis, inclus dans un paquet de coton et soumis à l'action de la vapeur de l'autoclave de Chamberland. L'opération achevée, ces virus sont détrempés dans l'eau et on les inocule à des animaux, comparativement, avec les mêmes virus non chauffés. — *Tous les virus qui avaient passé par l'autoclave sont restés absolument inactifs.*

En ce qui concerne le mode de fonctionnement de l'autoclave, nous ne pouvons mieux faire que de transcrire la description qui en a été faite.

« Voici en quoi consiste cette installation. Comme moyen de stérilisation nous avons choisi l'autoclave de Chamberland ; le grand modèle est parfaitement suffisant pour les besoins du service. Les paquets de coton ou de gaze sont rangés soigneusement dans le panier intérieur de façon à ce que la vapeur d'eau puisse circuler librement. L'autoclave est fermé et l'on porte la température entre 115° et 120° pendant *vingt* minutes. Toutefois, au bout de dix minutes, on ouvre le robinet purgeur afin d'entraîner au dehors l'air compris entre les flammèches de coton ou les pièces de gaze. C'est un moyen de rendre l'action stérilisante plus complète. L'opération achevée, on ouvre l'autoclave et on retire le panier. Une simple exposition à l'air suffirait pour sécher les objets de pansement qui sont imprégnés de vapeur d'eau, mais il faudrait être dans un milieu aseptique, et encore on n'aurait pas des garanties suffisantes.

Sur les indications de M. Arloing, nous avons fait construire un appareil qui sert à la fois de séchoir et de magasin pour les objets stérilisés. Cet appareil est une sorte de grand fourneau en tôle chauffé avec une rampe à gaz. Il renferme trois récipients en cuivre rouge dont la capacité intérieure est calculée pour recevoir un panier en fil de laiton rempli de coton ou de gaze chauffés. Les récipients sont exactement fermés par un couvercle à large rebord, muni à son centre d'un évent pour laisser échapper la vapeur d'eau. Cet évent est garni d'un opercule métallique à mouvement horizontal, et d'un second couvercle formé d'une couche de coton pour empêcher la pénétration des germes. Enfin, chaque récipient est muni d'un régulateur à mercure qui tient sous sa dépendance la portion de rampe à gaz destinée à son chauffage.

Il est maintenant facile de comprendre le mécanisme. A la fin de chaque séance de stérilisation, un des récipients du séchoir-magasin reçoit le panier rempli des objets de pansement qui sort de l'autoclave. La rampe à gaz est allumée. La température s'élève à 100° et se maintient à ce chiffre grâce au jeu du régulateur. L'évent du récipient étant ouvert, la vapeur d'eau qui imprègne le coton s'échappe entièrement. Le coton et la gaze se dessèchent donc à une température qui est elle-même stérilisante, surtout dans une atmosphère primitivement humide. Quand la dessiccation est obtenue, on éteint la rampe à gaz, on ferme l'évent du récipient avec l'opercule métallique et on laisse en place le *coton-couvercle*, si bien que l'air qui rentre dans le récipient, pendant le refroidissement, se filtre à travers le coton et y laisse les germes qu'il contient. Les cotons et gazes stérilisés forment donc une provision abritée contre les impuretés de l'atmosphère et dans laquelle on puise au fur et à mesure des besoins du service. »

QUESTIONNAIRE (IVe CONFÉRENCE)

1° Comment peut-on obtenir l'asepsie des instruments métalliques?

2° A défaut d'étuve à huile que peut-on employer?

3° Comment désinfecte-t-on les éponges et quel usage en faire?

4° Indiquez les procédés destinés à assurer l'asepsie des divers objets employés pour le drainage, les ligatures et les sutures?

5° Peut-on se fier à l'étiquette d'*antiseptiques*, collée sur les pièces de pansement?

6° Comment obtient-on leur asepsie?

---

## CINQUIÈME CONFÉRENCE

Asepsie du chirurgien et des aides. — Asepsie du malade.

En parlant de l'installation de la salle d'opération, j'ai dit que son isolement devait être complet et qu'il n'y fallait pénétrer que parfaitement propre et revêtu du sarreau.

Le chirurgien et ses aides doivent donc déposer dans un vestiaire spécial leurs vêtements de ville et se laver soigneusement les mains et les avant-bras. Une toilette rigoureuse est indispensable; il ne faut pas que les ongles puissent, par leur longueur et leur état de malpropreté mettre le malade en danger. En conséquence, on veillera à ce qu'ils soient coupés courts et nettoyés à la brosse.

Après un lavage énergique à la brosse et au savon, on se rincera les mains et les avant-bras dans une solution de sublimé à 1/1000 ou phéniquée forte et on se gardera surtout de les essuyer à son sarreau, son tablier ou tout autre linge non stérilisé. On perdrait ainsi le bénéfice de sa toilette, on ne serait plus *aseptique* et il faudrait de nouveau tremper les mains dans une solution de sublimé.

Nous avons souvent vu commettre cette faute.

Lorsque l'on a manipulé des substances septiques, pratiqué une autopsie par exemple, la désinfection est difficile, comme le prouve ce passage emprunté à un intéressant travail de Kümmel :

« Lorsqu'après une autopsie les mains sont la-
« vées au savon et à l'eau chaude seulement, si
« avec les doigts on produit une dépression sur de
« la gélatine stérilisée et qu'on inocule les frag-
« ments qui se tiennent sous les ongles, toujours
« au bout de quelques jours on voit apparaître des
« colonies de microbes dont quelques uns dissolvent
« la gélatine et donnent une forte odeur de putré-
« faction.

« Si après la brosse et le savon on se lave les
« mains avec différentes solutions antiseptiques,
« les unes comme les acides borique, thymique,
« salicylique, ainsi que l'eau stérilisée n'empêchent
« nullement les colonies d'apparaître ; les autres
« comme la solution de sublimé à 1/1000, ne produi-
« sent que rarement une désinfection complète.
« Seule, la solution d'acide phénique à 50/1000 empê-
« che le développement de tout germe. »

On voit par là quels soins l'on doit prendre en pareille circonstance.

Aseptiques au début de l'opération, aseptiques vous devez rester. Il ne m'est pas possible de vous énumérer ici les fautes que l'on peut commettre contre cette règle : Mettre les mains dans ses poches, prendre son mouchoir, saisir une chaise ou tout autre objet, linge, vêtements... voilà autant d'occasions de réinfection contre lesquelles vous devez vous prémunir.

Il faut toujours avoir à la portée de la main un bassin ou une fontaine contenant du sublimé ou de la solution phéniquée forte et dans laquelle le chirurgien et les aides plongent les mains de temps en temps.

**Asepsie du malade.** — Je vous ai dit dans notre première Conférence que les microbes n'existaient pas seulement dans les milieux qui nous entourent, mais encore à la surface du corps et surtout dans les orifices et cavités naturelles.

Il est de la plus haute importance de commencer à se débarrasser de ces hôtes dangereux.

Il ne faut pas se contenter d'un lavage rapide: il faut : 1° Raser soigneusement les poils qui peuvent exister (ce détail acquiert une importance capitale pour les plaies de tête); 2° savonner et frotter à la brosse; 3° laver abondamment avec une solution antiseptique (sublimé à 1/1000, ou acide phénique à 50/1000); 4° recouvrir la région opératoire d'une compresse de gaze imbibée de sublimé à 1/1000 jusqu'au moment précis où le chirurgien prendra le bistouri.

Mais pour être plus complet, je dois vous indiquer d'une façon plus précise les soins à prendre suivant les régions qui sont l'objet de la désinfection.

*Asepsie oculaire.* — D'une manière générale, toutes les fois qu'une opération sera pratiquée sur le cou, ou la tête, on devra maintenir les cheveux du sujet au moyen d'un petit bonnet de caoutchouc.

Il existe sous les paupières, dans les culs-de-sac de la conjonctive et dans les orifices et les conduits des larmes (voies lacrymo-nasales), une variété assez grande de germes.

Ils ont été récemment l'objet de recherches très intéressantes de M. le professeur Gayet.

Voici les conclusions de la communication de M. Gayet :

1° La plupart des gens recèlent sous leurs paupières des germes microbiens; il ne semble pas y avoir de différence entre ceux qui y habitent et ceux qui n'y résident pas.

2° L'emploi des moyens antiseptiques ou aseptiques ne paraît exercer qu'une influence bien minime sur la présence des germes dans les culs-de-sac conjonctivaux, ou tout au moins, quel que soit le soin avec lequel on les ait mis en usage, on n'est jamais certain d'en avoir débarrassé le terrain opératoire.

*3°* Ces germes sont à coup sûr de différentes espèces, et sans prétendre ici en préciser ni le nombre ni la qualité, nous pouvons affirmer que parmi eux existent des coques variés.

*4°* Ces germes ne sont pas tous pathogènes, puisque le nombre des accidents suppuratifs n'a été chez nos opérés que de 6 1/2 0/0, alors que la fertilité du terrain opératoire s'est montrée de 75 0/0.

*5°* Les coques semblent renfermer les espèces dangereuses, puisque ce sont eux que nous avons trouvés dans les produits des yeux où ont éclaté des accidents phlegmoneux.

*6°* Les coques ne sont pas nécessairement dangereuse, puisque nous avons pu en isoler et en cultiver qui ont été incapables d'engendrer la suppuration.

Bien que ces expériences démontrent que l'on n'obtient pas une asepsie aussi complète qu'on a pu l'espérer, on doit toujours avant une intervention au niveau des paupières, de la conjonctive, des voies lacrymales, faire un nettoyage complet de la région.

Laver au savon et à la brosse, les sourcils; ébarber les poils qui gênent et laver abondamment avec une solution saturée d'acide borique à 40/1000 ou une solution de sublimé à 1/6000.

Comme le constate M. le Professeur Gayet, les malades les mieux lavés ont donné les meilleurs résultats.

*Asepsie auriculaire* — Ce n'est pas seulement dans les maladies de l'oreille (blessures, suppuration...) qu'il faut désinfecter le pavillon et le conduit auditif externe, mais encore lorsqu'il s'agit d'opérations pratiquées dans le voisinage de cette région ou encore de fracture de la base du crâne. Quelques irrigations boriquées tièdes, (40/1000) l'insufflation d'un mélange de poudre d'iodoforme et d'acide borique et enfin l'occlusion du conduit au moyen d'un petit tampon de gaze iodoformée permettent de réaliser une asepsie suffisante.

*Asepsie nasale* — Les fosses nasales, depuis les narines jusqu'à l'orifice postérieur, sont le réceptacle de nombreux germes.

Elles sont le siège de sécrétions abondantes, quelquefois même purulentes et infectieuses (punaisie, ozène).

On aura soin avant l'opération de faire prendre des douches nasales.

Comme on le sait on obtient un lavage complet de la région.

L'embout olivaire de l'irrigateur est introduit dans une narine, le courant d'eau lave la fosse nasale correspondante, et ressort par la fosse nasale et la narine du côté opposé sans tomber dans le gosier. En effet, sous l'influence excitante de la douche, le voile du palais se contracte et s'élève, interrompant ainsi toute communications entre l'arrière-cavité des fosses nasales et l'arrière-gorge. On réalise une antisepsie permanente en maintenant dans les narines de petits tampons de gaze iodoformée froissée.

*Asepsie buccale.* — S'il est une région dont on doit poursuivre l'asepsie avec le plus de soin, c'est certainement la cavité de la bouche. Elle est habitée par une foule de microbes dont l'action nuisible se fait fâcheusement sentir, quand on n'a pas eu soin de s'en débarrasser.

Aussi, toutes les fois qu'il s'agit d'opérer sur les lèvres, les joues, les mâchoires, les dents ou la langue, il est nécessaire de procéder à une désinfection préalable.

Plusieurs jours avant l'opération, le sujet devra se laver les dents à la brosse, et la bouche très souvent dans la journée, à l'aide de la solution boriquée forte 40/1000 ou de l'eau de goudron. Une solution de chloral 1/1000 ou simplement l'eau de Botot peuvent être employés. On devra enlever le tartre et s'il existe quelques chicots on les fera disparaître car ils constituent des foyers d'infection.

L'action de ces soins de propreté est si évidente que certains malades atteints de lésions inopérables sont très notablement soulagés.

*Asepsie abdominale.* — Nous désignerons sous le terme d'asepsie abdominale l'ensemble des soins destinés à assurer la désinfection du malade dans les cas d'intervention sur les organes contenus dans la cavité abdominale (kystes de l'ovaire, fibromes de l'utérus, laparotomies.....)

C'est un fait bien connu que la gravité des opérations abdominales ; les succès merveilleux de certains chirurgiens tiennent en grande partie, croyons-nous, à la rigueur des précautions aseptiques.

Toutes les fois que cela sera possible, on fera prendre plusieurs bains savonneux au patient quelques jours avant le moment de l'opération. Chaque matin il sera fait un lavage vulvo-vaginal avec une solution de sublimé à 1/2000. Dans l'intervalle on laissera un tampon de gaze iodoformée dans le vagin ; il est bien entendu que les poils auront été coupés ou rasés.

Immédiatement avant l'opération, lavage à la brosse et au savon, dernières et larges affusions de la solution de sublimé 1/1000 sur tout le champ opératoire. Après avoir vidé la vessie, au moyen de la sonde, irrigation vulvo-vaginale, puis tampon de gaze iodoformée.

Chez certains sujets la peau est revêtue d'une certaine couche de graisse, surtout au niveau du pli de l'aine ; on se servira de tampons d'ouate trempés dans l'éther pour achever le nettoyage. Nous recommandons particulièrement de *bien désinfecter le nombril* qui constitue quelquefois un vrai nid à microbes.

Enfin pour isoler plus complètement encore le champ opératoire, on placera sur le ventre une large pièce de toile de caoutchouc (préalablement désinfectée) présentant une ouverture à son milieu.

*Asepsie des organes génitaux* — Chez l'homme, la région génitale doit être rasée puis lavée à la brosse et au savon et largement irriguée avec une solution de sublimé à 1/2000.

Chez la femme, la désinfection est plus difficile; toutes les fois qu'il sera possible on fera prendre un grand bain la veille ou le jour même de l'opération.

Plusieurs jours avant (deux au moins) on fait des irrigations vaginales antiseptiques deux fois par jour; dans l'intervalle des irrigations, on laissera un tampon de gaze iodoformée dans le vagin.

Immédiatement avant l'opération on nettoiera à la brosse et au savon la partie supero-interne des cuisses et la surface cutanée des grandes lèvres et le mont de Vénus. Les poils seront rasés ou tout au moins coupés ras.

On irriguera abondamment toute la région ainsi que l'intérieur du vagin avec une solution de sublimé 1/2000. On peut ainsi faire passer impunément deux litres de cette solution dans le conduit vaginal.

Certains chirurgiens qui redoutent l'intoxication par le sublimé emploient simplement de l'eau bouillie ou encore la solution boriquée à 40/1000.

On peut avantageusement faire suivre le lavage au sublimé d'une irrigation boriquée qui enlèvera toute possibilité d'intoxication.

N'employer pour les touchers que de l'huile phéniquée 1/50, iodoformée ou de la vaseline au sublimé 1/200.

Il est absolument nécessaire de se comporter ainsi non seulement lorsqu'il s'agit d'une intervention sur les organes génitaux superficiels (périnéoraphie, tumeur de la vulve.....) ou profonds (hématocèle) mais encore dans le cas où l'on opère dans leur voisinage. (Ovariotomie, laparotomie...) En pareille occurrence, une fois la désinfection terminée, on place un peu de gaze idioformée dans le vagin de manière à assurer la permanence de l'asepsie et empêcher l'écoulement des secrétions au dehors.

*Asepsie obstétricale.* — Les magnifiques résultats obtenus à la maternité de la Charité, dans le service de M. Vincent, sont la preuve la plus éclatante de ce que peuvent faire un chirurgien et son personnel décidés à mettre rigoureusement en pratique les règles de la chirurgie antiseptique. Loin d'observer ces épidémies puerpérales désastreuses, qui désolaient autrefois les maternités, on voit une série de 1125 accouchements, sans qu'il y ait ni mort, ni malade. Comme on l'a dit « Il y a moins de dangers pour une pauvre femme à accoucher dans une maternité avec les soins antiseptiques que pour une femme riche à enfanter dans son somptueux hôtel de notre plus belle avenue. »

En obstétrique comme en chirurgie il faut se placer au point de vue de l'asepsie. Ce n'est pas lorsque l'ennemi est dans la place qu'il est facile de l'en déloger. Empêchez la pénétration des microbes, prévenez l'infection si vous ne voulez assister presque impuissant à son évolution fatale.

L'action des liquides est plutôt mécanique que microbicide. Elle a surtout pour résultat d'entraîner les germes qui pourraient exister au niveau des parties génitales. Il serait illusoire de penser en obstétrique que par des liquides chargés de substances désinfectantes comme le sublimé, l'acide phénique ou le chlorure de zinc on puisse arriver à neutraliser en quelques instants les agents septiques. M. Truchot a démontré que pour neutraliser le virus de la fièvre puerpérale il fallait le laisser en contact : pendant 4 jours avec une solution d'acide borique à 50/1000; 15 jours avec une solution sublimé 1/5000; 25 jours avec une solution acide phénique 30/1000.

On procède à l'asepsie obstétricale de la même façon que s'il s'agissait d'une opération pratiquée dans la région génitale.

La propreté des mains, des doigts et des ongles doit être poussée jusqu'au fanatisme chez un accoucheur. Comme l'a dit M. Fochier, le doigt armé de l'ongle est un instrument redoutable d'inoculation. Il faudra prendre en conséquence toutes les précautions indiquées plus haut lorsque nous avons traité de l'asepsie du chirurgien et des aides.

Lorsque l'accoucheur ou l'infirmière s'est désinfecté les mains, il doit prendre garde de ne rien toucher qui puisse mettre en péril cette désinfection, c'est-à-dire ne pas toucher les draps, vêtements... rien en un mot qui ne soit complètement aseptique.

Eviter de s'enduire les doigts ou les mains d'un corps gras quelconque; les liquides qui baignent constamment les parties génitales chez les parturientes facilitent suffisamment l'introduction des doigts ou de la main.

S'il s'agit de femmes syphilitiques, on se servira d'huile iodoformée ou de vaseline au sublimé pour se mettre à l'abri de toute contagion.

Il est bien évident que la présence d'écorchures sur les doigts est particulièrement dangereuse, et nécessite des soins spéciaux (doigts de gant, collodion) et souvent l'abstention complète.

Il est bien entendu qu'avant l'accouchement on aura rasé la région, lavé à la brosse et au savon les parties extérieures et irrigué fréquemment et abondamment la vulve et le vagin à l'aide d'une solution tiède désinfectante (sublimé 1/2000).

L'instrumentation en usage dans les hôpitaux est fort simple. Elle se compose d'un seau de zinc à robinet, d'une capacité de 5 litres, que l'on suspend à une tringle située à 80 centimètres au-dessus de l'accouchée. La canule d'irrigation est un tube de verre épais, d'un diamètre de 12 millimètres et d'une longueur variable (35 centimètres pour les sondes intra utérines), et terminée par une extrémité renflée, percée de larges trous en pomme d'arrosoir. Elle est préalablement plongée dans un

4

bain d'acide nitrique fumant, puis dans une solution de sublimé 1/2000. Un tube de caoutchouc relie la canule au réservoir, On fera passer un courant de solution de sublimé dans le tube avant de se servir de l'appareil.

Un point important à connaître et que je tiens particulièrement à mettre en évidence, ce sont les dangers d'empoisonnement que peut faire courir aux femmes le séjour d'une certaine quantité de solution de sublimé soit dans l'utérus, soit dans le vagin. On sait qu'à la suite d'une simple irrigation vaginale (si la femme reste au lit, étendue sur le dos) tout le liquide injecté ne ressort pas; il peut même en rester une certaine quantité, un 1/2 litre quelquefois. Aussi conseillons-nous de toujours faire suivre les lavages au sublimé d'une seconde irrigation à l'eau phéniquée 25/1000 ou boriquée 40/1000. En enlevant ainsi toute trace de poison on se met à l'abri de tout accident.

Dans la pratique, à la campagne, on n'a pas toujours à sa disposition un seau-réservoir. Mais il est facile de le remplacer par un entonnoir ordinaire préalablement désinfecté par un flambage rapide.

En tout cas ne vous servez pas de l'Eguisier : cet instrument est trop souvent infecté.

Aseptiques vous étiez au début de l'accouchement, aseptiques vous devez rester pendant et après la parturition.

Des lavages seront faits journellement (plusieurs fois dans la journée) toujours avec le même soin et cela pendant plus d'une semaine (10 jours environ). Dans l'intervalle des injections on maintiendra un tampon de gaze iodoformée sur la vulve.

Nous ne pouvons pas terminer ce paragraphe sans dire quelques mots des *injections intra-utérines*(1) pratiquées dans certains cas après l'accouchement.

L'instrumentation est celle indiquée plus haut.

---

(1) *Des injections intra-utrines au point de vue obstétrical sous la méthode antiseptique*, Albertin, Th. de Lyon, 1887

La canule, longue de 35 centimètres, à bec légèrement coudé comme une sonde à béquille sera tenue de la main droite et introduite doucement dans le col de l'utérus, l'index gauche servant de guide. On ne vérifiera jamais par le *palper* abdominal la pénétration de la canule dans l'utérus; cette manœuvre pouvant offrir des inconvénients sérieux entre des mains imprudentes et inhabiles. On se contentera de s'assurer que l'instrument a pénétré de 25 centimètres à peu près. Il ne faut pas injecter de l'air dans l'utérus; il faudra donc commencer par laisser couler une certaine quantité de liquide par la canule avant de l'introduire dans l'utérus.

La sonde introduite, on injecte la valeur de 3 à 4 litres d'une solution tiède de sublimé à 1/2000 et on la fait suivre immédiatement d'un deuxième lavage avec une solution phéniquée à 25/1000. On évite ainsi les accidents que pourrait produire l'intoxication par le sublimé. 631 injections n'ont jamais été suivies d'insuccès.

*Vous n'emploierez évidemment les injections intra-utérines que sur l'ordre des chefs de service.* Je tiens cependant à vous dire quelles sont les indications de leur emploi:

1° Pour prévenir l'infection puerpérale (prophylaxie) :

Chez les femmes qui n'ont pas été désinfectées avant le commencement de l'accouchement. Par exemple celles qui viennent du dehors en plein travail.

Dans les cas de rupture prématurée de la poche des eaux.

Dans le cas de longueur du travail, de nombreux touchers subis par la malade.

Lorsque les eaux sont bourbeuses et fétides.

Dans les cas d'enfants macérés.

Quand on est en face d'une rétention partielle des membranes ou de débris placentaires.

Dans les hémorrhagies qui suivent la délivrance,

M. Vincent a employé avec succès les solutions antiseptiques à 45° ou 50°. Tout cela, bien entendu, n'empêche pas d'utiliser les injections sous-cutanées d'ergotine, la compression.....

Dans les cas où il y a hémorrhagie et rétention placentaire on peut se servir *des injections chaudes* : on ne recourra à l'intervention manuelle qu'en désespoir de cause ;

Comme traitement de l'infection puerpérale.

Toutes les fois qu'il s'agit d'états fébriles dus à la rétention placentaire, à l'infection, on peut obtenir la guérison au moyen de lavages répétés. On tarit ainsi les sources de l'infection en enlevant mécaniquement, en balayant les microbes et sans doute aussi en modifiant les conditions qui favorisent leur pullulation.

*Asepsie de l'urèthre et de la vessie.* — La chirurgie urinaire a largement bénéficié des progrès de la méthode que nous étudions.

Vous savez avec quelle profusion on emploie maintenant les solutions désinfectantes, surtout l'acide borique, dans les affections de l'urèthre et de la vessie. Mais les succès les plus éclatants tiennent à ce que l'on n'emploie que des instruments et des liquides débarrassés de tout germe, à ce que l'on fait de l'asepsie. Toutefois le chirurgien se préoccupe non seulement de ne se servir que d'instruments d'une propreté absolue, mais aussi de débarrasser les voies urinaires des germes qu'elles contiennent et d'empêcher leur reproduction.

*Asepsie des instruments.* — Les instruments métalliques employés dans la chirurgie urinaire seront stérilisés à l'étuve à huile. On est sûr de nettoyer ainsi ceux qui présentent des cavités, des rainures (sondes, lithotriteurs),

L'eau bouillante, le flambage à l'alcool peuvent à la rigueur suppléer mais non remplacer l'étuve.

Quant aux sondes molles (gomme, caoutchouc), d'un usage si fréquent, elles seront désinfectées au moyen d'un courant de sublimé à 1/1000 puis trempées dans l'huile iodoformée immédiatement avant de s'en servir.

Le cathétérisme fait, la sonde sera de nouveau désinfectée avec la solution de sublimé, roulée dans un fragment de gaze iodoformée et placée dans une boite métallique fermée.

De même que dans les services de gynécologie, chaque femme a sa canule, de même chaque homme doit avoir sa sonde et ce qu'il faut pour la nettoyer: une solution de sublimé 1/1000 et un peu d'huile iodoformée.

Grâce à ces mesures on sauve aujourd'hui bien des prostatiques voués autrefois à une mort rapide.

Trop souvent on donne au chirurgien pour huiler les instruments une huile dans laquelle on a déjà trempé les doigt pour faire des examens du rectum ou des organes génitaux. L'huile peut ainsi être infectée. Il suffit d'avoir l'attention éveillée sur ce point là pour éviter de glisser dans l'urèthre ou la vessie des germes dangereux.

On nettoiera avec la solution boriquée à 40/1000 ou le sublimé 1/1000 le méat, le gland, la région préputiale, de manière à ce que le bec de la sonde n'entraîne pas avec elle des germes nuisibles.

*Lavages vésicaux.* — Il est indiqué de désinfecter la vessie: 1° toutes les fois qu'elle doit être le siège d'une opération (taille, lithotritie.....);

2° Lorsque l'on opère un rétrécissement de l'urèthre (uréthrotomie externe ou interne);

3° Quand elle contient de l'urine purulente, fétide. Dans ces derniers cas, les lavages vésicaux rendent des services inappréciables.

Certaines précautions sont nécessaires pour rendre les lavages à la fois *efficaces* et *inoffensifs*.

La solution la plus fréquemment employée est l'acide borique à 40/1000. Ou bien encore :

| | |
|---|---|
| Acide borique.................. | 50 |
| Eau distillée.................. | 1000 |
| Borate de soude.................. | 5 gr. à 18°. |

(Guyon)

Complètement inoffensive, elle modifie rapidement l'état de l'urine.

Elle sera tiède; froide elle pourrait provoquer des contractions douloureuses et violentes de la vessie.

Elle ne sera jamais poussée avec force; la seringue ordinaire doit être maniée avec prudence : quant à l'irrigateur Eguisier, il ne faut pas s'en servir.

Nous préférons le seau réservoir pourvu d'un tube de caoutchouc avec un bout destiné à être introduit dans l'extrémité libre de la sonde.

On suspend le seau à une tringle du lit, à la hauteur voulue, on règle ainsi la pression et il est possible de faire seul, dans une même séance, un lavage complet vésical.

*Il ne faut jamais distendre une vessie*; vous pourriez la rompre.

N'attendez pas que le malade se plaigne pour vous arrêter.

Laissez le liquide injecté sortir par la sonde, poussez-en une nouvelle quantité; continuez ainsi jusqu'à ce que le liquide ressorte clair.

En terminant, *laissez un peu de solution boriquée dans la vessie.*

Il est utile en retirant une sonde de mettre le doigt sur son orifice libre de manière à ce que l'urine qui est contenue dans son intérieur ne tombe pas dans le canal de l'urèthre. Laissez la s'échapper seulement quand la sonde est dehors. Cette petite précaution a pour but d'empêcher tout contact de l'urine avec la surface peut-être éraillée de l'urèthre.

*Asepsie rectale.* — S'il n'est pas possible d'arriver à une asepsie complète au niveau de l'extrémité inférieure du tube digestif, on peut, en prenant certaines précautions, diminuer dans des proportions considérables les chances d'infection.

Il est de toute nécessité de préparer le malade.

Toutes les fois que cela sera possible on devra vider l'intestin au moyen d'un purgatif ou de lavements répétés administrés plusieurs jours à l'avance.

On ne permettra au malade que des aliments donnant peu de déchets (diète lactée, œufs, bouillon, vin), et cela quatre ou cinq jours au moins avant l'opération.

Immédiatement avant l'opération la région anale sera rasée, lavée à la brosse et au savon, désinfectée à l'éther puis largement irriguée avec la solution de sublimé à 1/1000.

Un spéculum étant introduit dans le rectum, on lavera la muqueuse à l'aide d'une solution salicylique 4/1000 ou d'acide borique 40/1000.

*On pourrait avoir des accidents d'empoisonnement en employant le sublimé ou l'acide phénique.*

Cette même solution salicylée ou boriquée sera employée très utilement pendant l'opération.

On pansera ensuite la plaie avec la gaze iodoformée qui constitue comme on le sait le pansement de choix lorsqu'il s'agit de plaies siégeant au voisinage des cavités et orifices naturels.

Pour éviter l'infection par la surface interne du rectum, M. le professeur Tripier procède de la manière suivante (1) :

On introduit dans le rectum un gros tube de caoutchouc (n° 24 de la filière Charrière) préalablement entouré à sa partie moyenne de gaze iodoformée, de façon à lui donner la forme d'un fuseau. L'extrémité supérieure du tube doit pénétrer dans le rectum au-dessus de l'incision qui a été faite, la partie inférieure émerge au dehors du pansement, la partie moyenne recouverte de gaze iodoformée est en contact avec la plaie qu'elle comprime. La gaze doit déborder l'anus pour assurer l'occlusion. Ce tube a pour avantage de rendre l'occlusion complète, la plaie ne sera en contact qu'avec le pansement; les gaz intesti-

(1) *De la fistule anale.* Etiologie et traitement. Francou. Th. Lyon 1884.

naux peuvent s'échapper par le tube qui les conduira au dehors. Les malades ne souffrent pas à condition que le tube soit assez long pour que sa partie libre, toujours taillée en bec de flûte, puisse être ramenée entre les jambes.

Ce procédé est utile à connaître, mais n'est pas toujours facilement supporté.

Il est bien entendu qu'une diète sévère (vin, bouillon de viande), l'opium doivent permettre d'attendre (4 ou 5 jours) que la surface de la plaie soit moins accessible à l'infection.

### Note

Pour donner un lavement, on se sert le plus souvent de l'irrigateur Eguisier. Il importe d'huiler soigneusement l'embout et de l'introduire avec douceur. Il ne faut pas diriger la canule en arrière mais plutôt un peu en avant, dans le sens d'une ligne supposée ou fictive qui, partant de l'anus, irait aboutir à l'ombilic. Après un parcours de 2 à 3 centimètres l'embout sera dirigé en arrière. Si l'on ne connaissait pas cette direction coudée du rectum et que l'on agisse avec violence on pourrait déterminer de graves accidents.

Un lavement entier est de 500 gr. Chez les enfants on emploie que le quart de lavement (125 gr.). A défaut d'Eguisier on peut se servir d'un entonnoir pourvu d'un tube de caoutchouc avec canule.

### QUESTIONNAIRE (V$^{e}$ CONFÉRENCE)

1° Quelles sont les précautions à prendre pour assurer l'asepsie du chirurgien et des aides ?

2° Quelles fautes peut-on commettre?

3° Comment pratique-t-on l'asepsie du malade ? l'asepie oculaire? l'asepsie auriculaire? l'asepsie nasale? l'asepsie buccale? l'asepsie abdominale? l'asepsie génitale? l'asepsie obstétricale, les lavages intra utérins ? l'asepsie urinaire? l'asepsie rectale?

4° Indiquez pour chacune de ces questions les solutions antiseptiques à employer et les précautions à prendre.

## SIXIÈME CONFÉRENCE

Des précautions à prendre pour assurer l'asepsie du pansement. — Irrigations. — Cataplasmes. — Bains. — Pulvérisations antiseptiques. — Mesures à prendre vis à vis des malades infectés.

L'opération entièrement terminée, un dernier lavage à la solution phéniquée à 25/1000 ou au sublimé à 1/1000, balaye le champ opératoire et l'on procède au pansement.

Tout ce que vous avez fait jusqu'alors peut être perdu, si vous ne continuez à pratiquer l'asepsie, si en un mot, vous infectez la blessure. Répétons-le ici : du premier pansement dépend le salut du blessé.

Les pièces de pansement doivent être appliquées immédiatement après leur sortie de la caisse dans laquelle elles sont contenues. Il ne faut pas les laisser exposées à l'air, et à plus forte raison les entreposer sur les draps, les couvertures ou n'importe quel meuble. Tout objet retiré du magasin ne doit plus y rentrer de crainte d'infection par contact.

L'aide qui les fait passer au chirurgien doit avoir les mains absolument aseptiques.

Je n'ai pas à vous décrire la manière d'appliquer un pansement ; elle varie évidemment suivant les régions, suivant les indications.

D'une manière générale on emploie aujourd'hui deux sorte de pansements ; le pansement humide et le pansement sec.

1° Le pansement humide est usité toutes les fois qu'il s'agit de *plaies, infectées* ou *non infectée* mais *susceptibles de fournir une abondante secrétion.* — On le dispose de la manière suivante :

De la gaze aseptique, trempée dans une solution de sublimé à 1/1000, froissée, soigneusement exprimée, imprégnée ensuite de poudre d'iodoforme, est placée sur la plaie et la recouvre complètement. On applique alors une couche plus ou moins épaisse d'ouate aseptique et l'on achève l'occlusion en recouvrant le tout de papier à la gutta, maintenu par des bandes de tarlatane mouillées. On se comporte ainsi dans les cas de fractures compliquées, de phlegmons.....

2° Le pansement sec est employé toutes les fois qu'il s'agit de plaies non infectées, ou à sécrétion minime. Ex. : autoplasties de la face.

Après avoir saupoudré d'iodoforme la ligne des sutures, on applique de la *gaze iodoformée* (1) froissée sur la surface cruantée non réunie ; on place une épaisse couche d'ouate stérilisée ou antiseptique, on la maintient ensuite avec des bandes de tarlatane trempées dans de l'eau phéniquée forte ou de sublimé à 1/1000.

Il faut garantir non seulement la plaie mais encore en dépasser les limites. Dans une ablation du sein par exemple, on doit recouvrir tout le tronc (depuis la région ombilicale), le cou et les épaules.

Est-il nécessaire de renouveler le pansement dès que les sécrétions viennent tacher les pièces extérieures ?

La plupart des chirurgiens craignant de voir l'infection se faire de la surface aux parties profondes, se hâtent en pareil cas de renouveler le pansement.

Dans certains cas on peut se contenter de remplacer les pièces superficielles souillées par de nouvelles couches d'ouate antiseptique, après

---

(1) Préparation de la *gaze à l'iodoforme* :

Avoir d'une part de la tarlatane, dégraissée avec du bicabonate de soude :

Avoir d'autre part 1 litre et 2 demi-litres.

1° Dans un des demi-litres, mettre 150 gr. d'éther et 35 gr. de colophane.

2° Dans l'autre demi-litre, mettre 150 gr. d'éther et 35 gr. d'iodoforme pulvérisé; faire dissoudre chaque partie et vider ensuite dans le litre. Agiter vivement et ajouter 15 gr. de glycérine.

3° Vider le tout dans une cuvette après y avoir placé 35 mètres de tarlatane.

avoir saupoudré la région avec de l'iodoforme.

Je me suis très-bien trouvé de cette manière de faire, surtout lorsque le pansement est pénible et périlleux même pour le blessé, (douleurs, hémorragies, chances d'infection).

Lorsque vous verrez les pièces extérieures souillées, si le chirurgien ne vous donne pas l'ordre de le renouveler, si le malade va bien, (pas de fièvre), comportez vous comme je vous l'ai indiqué.

Dans le cas contraire (si le malade a de la fièvre, souffrances...) faites le transporter à la salle de pansement et procédez à un nouveau pansement avec autant de soin que pour celui qui a suivi l'opération.

C'est parce que j'ai vu souvent des opérés être infectés par un pansement consécutif que je préfère de beaucoup laisser le plus longtemps possible en place celui que j'ai appliqué.

Une inattention, un oubli peuvent à ce moment compromettre le résultat, et remettre en question celui qu'on était en droit d'attendre de l'intervention. Un amputation de la cuisse, une ablation du sein ne doivent guère nécessiter plus de deux ou trois pansements.

J'ajouterai en terminant que dans quelque temps vous prendrez machinalement toutes ces précautions qu'il est difficile d'observer, seulement au moment où l'on commence à les mettre en pratique.

*Premiers soins à donner à un blessé.* — Qu'il s'agisse de plaies par instruments piquants, tranchants ou contondants, les premiers soins à donner en attendant l'arrivée du chirurgien, sont presque les mêmes dans ces différents cas.

On commence par désinfecter soigneusement la plaie à l'aide d'une solution antiseptique tiède (sublimé à 1/1000), et l'on prend les mêmes précautions que s'il s'agissait d'une plaie faite par le chirurgien.

*Pansement d'une plaie infectée.* — Mais il n'en est

pas de même lorsqu'il s'agit d'une plaie infectée, comme par exemple, celles qui résultent d'une piqûre ou coupure avec des instruments malpropres (piqûre anatomique.)

En pareil cas, il faut sucer la blessure, aspirer fortement le virus qui peut s'y trouver encore contenu, et faire saigner pendant un instant en exerçant une certaine constriction au-dessus de la blessure, tenir le doigt plongé dans une solution antiseptique (acide phénique à 50/1000 ou sublimé à 1/1000.

On renouvelle le *bain local* de manière à s'assurer de l'élimination des germes dangereux. Dans l'intervalle, il faut appliquer un pansement antiseptique humide.

S'agit-il d'une plaie en surface, d'une contusion, par exemple, d'un broiement de la main par une machine, accident si commun dans notre centre industriel, il faut commencer par débarrasser la plaie des éléments étrangers qu'elle peut contenir, au moyen d'un bain local prolongé, tiède, à la solution de sublimé 1/4000.

On irriguera les anfractuosités, les coins et recoins, à l'aide de la même solution, et l'on appliquera un pansement humide.

*L'irrigation continue* antiseptique est un excellent moyen à employer quand il s'agit de désinfecter une plaie infectée des extrémités (broiement de la main, avant-bras, jambe, pied).

Dans les hôpitaux il est facile de l'installer ; un seau à irrigation rempli d'une solution antiseptique faible (pour ne pas courir les chances d'un empoisonnement) et pourvu d'un long tube de caoutchouc amène constamment le liquide à la surface de la plaie à nu ou mieux recouverte d'une mince lamelle de gaze antiseptique. Une toile cirée placée au-dessous du membre est disposée en forme de rigole pour laisser écouler le liquide dans un vase placé à côté du lit et d'une contenance supérieure celle du seau d'irrigation. On peut improviser, le cas échéant cet appareil en se servant d'une ficelle engagée et maintenue dans un trou pratiqué à la partie inférieure d'un seau. Le liquide suit la ficelle et grâce à elle vient se répandre sur la région blessée. Un vase poreux peut rendre les mêmes services.

Un très mince filet d'eau suffit pour pratiquer l'irrigation.

Nous conseillons l'emploi des solutions tièdes boriquées(40/0000)sublimé(1/3000) phéniquée(20/1000) en faisant observer qu'il importe de se rappeler ce qui a été dit à propos des inconvénients des antiseptiques.

C'est de la même manière que vous devez vous comporter dans les cas de phlegmons, panaris, etc. Dans l'intervalle des bains, employez le cataplasme antiseptique. La région malade entourée de gaze aseptique trempée dans une solution de sublimé à 1/2000, sera enveloppée d'un papier (ou tout autre toile imperméable) à la gutta, puis d'une bande roulée.

La plaie est ainsi constamment dans une atmosphère antiseptique.

Il faut veiller enfin à ce que le malade soit placé dans une position qui favorise l'écoulement des liquides sécrétés.

Dernièrement j'ai employé cette méthode avec succès dans un cas de phlegmon diffus de tout le membre inférieur, phlegmon ouvert largement et profondément au thermo-cautère. De grands bains (2 fois par jour) contenant 5 kilog. d'acide borique ont permis une désinfection prolongée et efficace de cette dangereuse lésion. Moins puissant que le sublimé, *l'acide borique a du moins l'immense avantage de n'être pas toxique.*

*Les pulvérisations antiseptiques* sur les plaies avec la solution phéniquée faible ou de sublimé à 1/3000 peuvent être employées avec avantage. Dans le traitement de l'anthrax ce mode de traitement a donné de bons résultats. (Verneuil).

Il est bien entendu qu'on doit *isoler* les individus atteints de maladies *infectieuses* (gangrène, phlegmons, erysipèles) et prendre des précautions spéciales pour les instruments qui ont servi. Un seul de ces malades introduit dans une salle de chirurgie peut être le point de départ de contaminations nombreuses et de la plus haute gravité.

## NOTE

La température normale est de 36° 8 à 37° 5; chez certains malades elle peut s'élever jusqu'à 42° ou au contraire s'abaisser au-dessous de 36°.

Vous savez tous l'importance que le chirurgien attache à la connaissance de la température des opérés ou des blessés. Souvent c'est uniquement d'après ce signe qu'un pansement est renouvelé ou qu'une opération est reconnue nécessaire.

Vous devez apporter le plus grand soin à noter aux heures prescrites (deux fois par jour au moins, le matin et le soir) la température des malades qui vous sont confiés. On emploie tantôt, des thermomètres ordinaires, tantôt des thermomètres à maxima. Il faut lire la température, le thermomètre étant en place, quand vous vous servez de l'instrument ordinaire, sinon dès que vous le retireriez la colonne mercurielle redescendrait aussitôt. Si vous avez le thermomètre à maxima, une telle précaution n'est pas nécessaire, l'index étant immobile depuis un certain temps vous pourrez retirer l'instrument et lire à votre aise la température. Ceci fait il faut secouer vivement l'instrument de haut en bas jusqu'à ce que l'index soit redescendu sur la colonne mercuriélle.

Pour plus de sécurité on ne se servira que de thermomètres essayés déjà par comparaison avec d'autres reconnus exacts.

C'est dans le rectum que la température est prise le plus rapidement et le plus sûrement, quatre à cinq minutes sont à peine nécessaires. On peut encore (mais jamais chez les jeunes filles) placer le thermomètre dans le vagin. Quant à la température prise dans la bouche, l'aisselle ou la main, il faut beaucoup plus longtemps, (dix à quinze minutes) et elle est moins exacte. Il ne faut jamais retirer l'instrument avant de s'être assuré que la colonne ne monte plus depuis une minute au moins.

Il est bien entendu qu'un thermomètre employé pour un malade érysipélateux, septicémique, infecté en un mot, sera réservé, ou du moins très soigneusement désinfecté à la solution forte de sublimé si l'on veut l'utiliser pour d'autres opérés.

### QUESTIONNAIRE (VIe CONFÉRENCE)

1° Comment fait-on le pansement d'une plaie non infectée?

2° Quelles précautions prend-on pour une plaie infectée?

3° Qu'est-ce que le cataplasme antiseptique?

4° Comment doit-on installer l'irrigation continue?

5° Quelles sont les mesures à prendre à l'égard des malades infectés?

6° Comment prend-on la température des opérés?

---

## SEPTIÈME CONFÉRENCE

Des principaux antiseptiques : Leur mode d'emploi. — Accidents auxquels ils peuvent donner lieu. — Moyen de les prévenir et les combattre.

Je n'ai pas l'intention de vous exposer en détail la composition chimique, les propriétés de toutes les substances antiseptiques. Je tiens seulement à vous indiquer les qualités et le mode d'emploi de celles qui sont journellement mises en usage.

*Solutions.*— Les solutions doivent être faites avec de l'eau stérilisée : C'est une condition essentielle. Il ne faut pas en effet qu'une solution soit un mélange à *parties plus ou moins inégales d'eau, de microbes et de substances antiseptiques.* L'eau ordinaire n'est donc qu'un pis-aller; quant à l'eau distillée ordinaire nous savons qu'elle est fréquemment impure. Nous préférons employer, en attendant mieux, l'eau passée au filtre Chamberland.

*Solution de sublimé (bichlorure de mercure.*

C'est une des substances les plus actives que nous possédions, aussi la plaçons-nous en tête de la liste des antiseptiques. Extrêmement efficace contre un grand nombre de microbes, elle ne les détruit pas tous cependant, comme nous l'avons dit précédemment.

Soluble dans l'eau, à la condition qu'on y ajoute une égale quantité de sel de cuisine (chlorure de sodium) ou un peu d'alcool, le sublimé se dissout parfaitement dans l'alcool. Avec cent grammes d'alcool, contenant 10 gr. de sublimé, vous pourrez fabriquer séance tenante 10 litres de la solution forte. Vous arriverez au même résultat en employant 10 paquets contenant chacun 1 gr. de sublimé et 1 gr. de sel de cuisine. On comprend quels avantages peut offrir ce médicament en cas de guerre ou dans la médecine de campagne. En transportant seulement 1 kilog de sublimé vous aurez une provision d'antiseptique supérieure à 50 kilog. d'acide phénique.

La solution de sublimé à 1/1000 est dite solution forte, la solution de sublimé ou 1/2000 à 1/3000 solution faible. La solution à 1/3000 est la seule que l'on doive employer chez les enfants.

On peut la diluer encore et l'employer avantageusement à 1/6000, (asepsie oculaire.)

La solution forte est employée: 1° pour obtenir l'asepsie du chirurgien, des aides, du malade; 2° pour l'irrigation des plaies infectées ou des plaies récentes et simples de moyenne étendue. La solution faible (1/3000) sera utilisée pour les bains locaux, le cataplasme antiseptique, les irrigations vaginales. Dans ce dernier cas on termine par un lavage boriqué. Le sublimé détériore trop les instruments métalliques pour qu'on puisse s'en servir pour les désinfecter. — L'acide phénique à 50/1000 doit toujours lui être préféré.

*Inconvénients. Accidents* — A part son action irritante sur les mains du chirurgien et sur la peau du malade (éruptions vésiculeuses, suintantes, eczémateuses), le bichlorure peut, si l'on négligo certaines précautions, provoquer de véritables accidents d'empoisonnement. On voit apparaître ces derniers surtout chez les enfants, les vieillards, les débilités ou les albuminuriques, et lorsqu'il s'agit de plaies larges, profondes, anfractueuses, absorbantes. *L'emploi de cette solution est absolument contr'indiqué toutes les fois que l'on soupçonne une maladie des reins.*

Dans les cas graves surviennent des coliques, des vomissements, une diarrhée aqueuse d'abord, puis sanguinolente. La sécrétion urinaire diminue considérablement en même temps que la faiblesse générale augmente. Le pouls est accéléré, petit jusqu'à 140 ; la salivation n'est pas constante. A l'autopsie on trouve des ulcérations du gros intestin et des altérations des reins.

*Traitement.* — On cherche à combattre la diarrhée et les coliques par des injections sous-cutanées de morphine, de grands lavements d'eau albumineuse, et de larges cataplasmes sur le ventre. Pour lutter contre la faiblesse générale il faudra user des excitants généraux (champagne, café, injections sous cutanées d'éther.) L'emploi du régime lacté est particulièrement indiqué. Contre la salivation utilisez les gargarismes au chlorate de potasse.

*Acide phénique.* — L'acide phénique a beaucoup perdu de son importance depuis l'introduction du sublimé dans la thérapeutique chirurgicale. On emploie généralement la solution à 50/1000 (forte), à 25/1000 (faible.) Particulièrement indiquée pour concourir à l'asepsie des instruments, éponges, drains, catgut...... la solution forte peut suppléer mais non remplacer le sublimé dans l'asepsie du chirurgien, des aides et du malade.

La solution faible est utilisée pour l'irrigation des plaies, les bains locaux, cataplasmes antiseptiques et les lavages du vagin.

*Inconvénients. Accidents.* — Non seulement l'acide phénique présente une odeur quelque peu gênante, une action irritante sur les téguments ; mais son emploi exige certains ménagements. C'est surtout chez les vieillards, les enfants, et ceux qui sont atteints d'affections des reins que l'on a observé des accidents qui sont allés jusqu'à déterminer la mort.

L'empoisonnement par l'acide phénique se manifeste par de l'inappétence, des vomissements. Les urines émises en petite quantité, présentent une teinte vert olive, noirâtre : les patients sont faibles, le pouls devient petit, extraordinairement rapide, la température s'abaisse (jusqu'à 34°), une sueur froide couvre le corps. On aurait encore observé de la salivation, de la cystite, de l'urticaire. La température pourrait s'élever d'une façon intermittente à 39° ou 40°. On a signalé encore des troubles pupillaires (inégalité, dilatation, rétrécissement.

A l'autopsie on a trouvé des altérations des reins et des centres nerveux (moelle.)

*Traitement.* — A peine soupçonne-t-on l'empoisonnement qu'il faut enlever toute trace d'acide phénique au moyen d'un lavage abondant, et administrer en quantité du lait, du café. Faire prendre quelques lavements purgatifs.

Contre les phénomènes de défaillance, de collapsus, employez les frictions sèches ou avec des liquides (alcool), les injections sous-cutanées d'éther, l'électricité. On a encore conseillé l'emploi d'une potion avec 5 grammes de sulfate de soude : par cuillerées à soupe d'heure en heure.

*Biiodure de mercure.* — On admet que le biiodure de mercure est moins toxique que le bichlorure. Ses propriétés antiseptiques sont moins bien connues, car son usage est moins répandu. On peut l'employer à 1/2000 ; administré à trop haute dose il déterminerait la salivation, mais jusqu'à présent l'on n'a pas signalé de fait probant d'empoisonnement par cette substance.

*Acide borique.* — Soluble dans l'eau chaude, dans

la proportion de 40/1000, l'acide borique est une substance inoffensive, mais d'un pouvoir antiseptique faible. On peut augmenter la solubilité de l'acide borique en ajoutant 1 gramme 25 de magnésie calcinée par 10 grammes d'acide mis en plus de la proportion habituelle.

Il est particulièrement indiqué de s'en servir lorsqu'on veut faire d'abondantes irrigations chez des enfants, des vieillards, des albuminuriques ou des sujets affaiblis. Nous l'avons employé avec avantage à la dose de 5 kilogs pour un grand bain dans les cas de phlegmon diffus de tout le membre inférieur. C'est encore à la solution boriquée qu'il faut recourir pour les lavages des régions oculaire, nasale, auriculaire, buccale. Elle rend les plus grands services dans la *furonculose* de cause externe.

Elle est aussi très efficace dans la chirurgie urinaire. (Acide borique 50 grammes, borate de soude 5 à 18°, dans 1000 grammes.) En résumé, c'est la solution de choix lorsque l'état général du blessé, le siège de la lésion ne permettent pas de se servir de la solution sublimée à 1/2000.

*Acide salicylique.* — La solution salicylée habituelle est de 8 pour 1000 gr.

Comme la précédente elle est inoffensive. On l'utilisera dans les circonstances spécifiées plus haut, et surtout pour l'asepsie de l'anus et du rectum. On peut encore l'employer pour les lavages vésicaux, acide salicylique 8 gr; borate de soude 8, eau distillée 1,000 gr.

*Chlorure de zinc.* — C'est une substance qui a tenu une large place dans la chirurgie lyonnaise. Il est vrai qu'autrefois on l'utilisait à cause de ses propriétés caustiques. On l'emploie aujourd'hui comme antiseptique en solution à 8 0/0 dans les cas de plaies infectées, septiques. Nous sommes peu partisan de cette substance. Moins efficace que le sublimé ou l'acide phénique, elle est dangereuse à cause de son action caustique, même à la dose habituelle. On a publié des observations d'ulcérations de la fémorale, de la poplitée, de la carotide dues à la solution à 8 ou 10 0/0. Il semble, d'après quelques recherches, que la solution à 8 0/0, inoffensive lorsqu'elle est fraîche, devient caustique en vieillissant, surtout si elle est restée exposée aux rayons du soleil. *Loin de diminuer les propriétés caustiques, l'eau ajoutée pour diluer les solutions ordinaires peut au contraire les augmenter.* Il faut en somme avoir toujours des *solutions fraîches*, tenues à *l'ombre* et maintenues dans un état de *neutralisation parfaite.*

*Teinture d'iode.* — La teinture d'iode n'est plus guère employée comme antiseptique. Cependant quelques médecins s'en servent pour les lavages de la plèvre de la manière suivante : Teinture d'iode 20 gr. Iodure de potassium, 4 gr. Eau distillée, 150 gr.

Il faut avoir soin de laisser ressortir le liquide; on a vu quelques symptômes d'empoisonnement dans les cas où la quantité injectée était restée dans la poitrine.

*Permanganate de potasse.* — Solution 1/50, HS. utilisée pour laver les plaies infectées.

*Acide thymique.* — Employé comme liquide de pulvérisation : Acide thymique, 2 gr. Alcool, 100 gr. Eau distillée 1005 gr.

On pourrait encore l'utiliser pour le lavage des plaies, des abcès.

*Chloral* (hydrate de chloral). — Le chloral possède des propriétés antiseptiques manifestes et une innocuité complète lorsqu'on l'emploie à la dose de 1 gr. pour 1000 gr. Employé dans l'asepsie buccale, rectale. Quand on l'injecte dans des plaies cavitaires il faut laisser ressortir tout le liquide, sinon l'on s'expose à provoquer de la somnolence.

*Corps gras antiseptiques.* — Le cérat doit être complètement abandonné pour la vaseline, qui n'est pas susceptible de rancir.

Les pommades antiseptiques employées sont les suivantes :

Vaseline, 30 gr. Sublimé, 0,003 milligr. (au 1/1000).

Vaseline, 30 gr. Acide phénique, 2 gr.
Vaseline, 30 gr. Iodoforme, 5 gr.
Vaseline, 30 gr. Acide borique, 5 gr.
Vaseline, 30 gr. Acide thymique, 1 gr.

*Huiles antiseptiques.* — Huile phéniquée, Huile d'olive, 100 gr. Acide phénique, 10 gr.

Huile d'olive, bouillie, 100 gr. Iodoforme, 5 gr.

Nous pourrons encore ajouter à cette liste le collodion iodoformé. Collodion élastique, 4 gr. iodoforme, 0 gr. 25 centig.

*Poudres antiseptiques : Iodoforme.* — Les avantages et les inconvénients de l'iodoforme (1) ont été particulièrement bien étudiés dans la thèse de M. Martin.

On l'emploie tantôt en cristaux, tantôt en poudre finement pulvérisée. Facile à manier, l'iodoforme est encore précieux par ses propriétés antiseptiques durables. Si l'on place de petits sachets de gaze contenant des cristaux d'iodoforme, ou encore des tampons de gaze iodoformée dans des plaies récentes, mais anfractueuses et susceptibles de s'infecter rapidement, on est étonné de la puissance de désinfection de cette substance. C'est ainsi, par exemple, qu'après l'ablation du maxillaire supérieur, le tampon de gaze iodoformée laissé en place pendant huit jours n'a aucune mauvaise odeur. Dans les opérations sur le vagin, le col de l'utérus, l'anus, le rectum où l'on était obligé autrefois de faire des pansements fréquents, l'iodoforme rend des services inappréciables.

On admet aujourd'hui que les liquides organiques, et peut-être des microbes si abondants dans ces régions mettent (par les ptomaïnes qu'ils fabriquent) en liberté de l'iode à l'état naissant qui agit comme un antiseptique énergique.

Vous savez, en un mot, que la gaze iodoformée est le pansement de choix lorsqu'ils s'agit d'opérations sur les cavités naturelles, ou mêmes ac-

---

(1) *Étude expérimentale et clinique sur l'emploi chirurgical de l'iodoforme*, Th Lyon 1882.

cidentelles (abcès profonds, fracture avec plaie).

A l'état de poudre fine l'iodoforme est plus activement absorbé qu'en cristaux. On peut constater son rapide passage dans le sang en examinant la salive ou les urines. Un peu de calomel humecté de la salive d'un sujet pansé à l'iodoforme prend une coloration jaune citron. Si l'on verse une certaine quantité d'acide azotique, puis de chloroforme dans un tube d'essai contenant de l'urine de ce malade on voit le chloroforme se déposer au fond de l'éprouvette en présentant une coloration rose.

Lorsqu'on craint de voir survenir des accidents dus à une absorption trop active, on mêle l'iodoforme à d'autres substances moins actives. (Talc, acide borique, bismuth.....) Il faut s'assurer de de l'asepsie de toutes ces poudres et même de l'iodoforme. Il est en effet prouvé que certains microbes peuvent vivre dans le poudre d'iodoforme.

Il ne faut guère déposer plus de 3 à 4 grammes de poudre sur une plaie.

*Inconvénients, Accidents.* — On a reproché à l'iodoforme son odeur pénétrante et tenace. Touche-t-on un objet en argent après avoir manié de l'iodoforme les doigts dégagent aussitôt une odeur alliacée désagréable. On a cherché à corriger ces inconvénients, légers à notre avis, en associant à l'iodoforme, des substances odorantes (fève de Tonka, essence de Wintergreen, alcool de menthe, camphre, thymol, café......) Aucune de ces préparations n'atteint complètement le but qu'on s'était proposé.

J'ai hâte de vous parler des précautions qu'il faut apporter dans l'emploi de l'iodoforme. Et d'abord il ne faut guère dépasser les doses de 4 à 5 grammes. De plus il ne faut s'en servir qu'avec prudence chez les vieillards, les enfants, les albuminuriques ainsi que dans les cas où la région opératoire est très riche en graisse.

Dans les cas où l'on n'a pas tenu compte de ces données, on a vu survenir des accidents dont un grand nombre se sont, du reste, terminés par la mort.

Le plus souvent les malades se plaignent d'un goût désagréable d'iodoforme, présentent une perte complète de l'appétit. Ils vomissent tout ce qu'ils prennent; en même temps le pouls devient rapide et petit. Souvent alors surviennent des symptômes nerveux : délire, convulsions, inégalité des pupilles, coma. Dans certains cas même les troubles nerveux prédominent (accès de folie maniaque). Il est donc nécessaire de surveiller attentivement à ces différents points de vue les malades pansés à l'iodoforme (poudre ou gaze) afin de combattre immédiatement, s'ils survenaient, les symptômes d'empoisonnement.

Il faut immédiatement laver la plaie à l'eau boriquée, la débarrasser de toute trace d'iodoforme. On fera prendre ensuite au patient des liquides excitants (café glacé ou au contraire très chaud) du champagne, ou un siphon champanisé, potion avec l'acétate d'ammoniaque (4 grammes). Les injections sous-cutanées d'éther seront utilisées en même temps que les frictions avec des linges chauds.

L'acide borique, le sous-nitrate de bismuth doivent être considérés comme des antiseptiques peu énergiques mais inoffensifs.

Les antiseptiques étudiés précédemment servent à la fabrication de la gaze au sublimé, à l'acide phénique, à l'acide borique et lint boriqué et de la gaze à l'acide salicylique. Nous ne pouvons pas indiquer ici la manière de fabriquer ces diverses pièces de pansement; vous connaissez tous la préparation de la gaze iodoformée, dite *gaze adhérente.* (Voir 6me Confér.) On désigne sous le nom de *gaze extemporanée* iodoformée, celle que l'on fait séance tenante en imprégnant de la gaze aseptique de poudre d'iodoforme.

Voici la formule de la gaze phéniquée, assez peu employée comme vous le savez : Gaze 25 mètres, colophane 400 gr., alcool 2010 gr., huile de ricin 40 gr., acide phénique 100 gr.

L'ouate hydrophile; la tourbe; l'ouate aseptique passée à l'autoclave, telles sont les diverses pièces de pansement que vous aurez à employer. Ajoutons pour terminer que l'usage du mackintosh est délaissé et que le papier à la gutta-percha, dans les cas où on le juge nécessaire, le remplace parfaitement.

QUESTIONNAIRE (VII<sup>e</sup> CONFÉRENCE)

1° Comment prépare-t-on la solution de sublimé?
2° A quelle dose l'emploie-t-on?
3° Quels sont ses usages?
4° Quels sont ses inconvénients et les accidents auxquels elle peut donner lieu?
5° Comment les prévenir et les combattre?
6° Répondre aux mêmes questions à propos des antiseptiques étudiés dans cette leçon?

---

## HUITIÈME CONFÉRENCE

### Des hémorrhagies.

Toute blessure s'accompagne d'un écoulement de sang, d'une *hémorrhagie* plus ou moins abondante. Habituellement celle-ci s'arrête sous le pansement, ou même spontanément, d'autres fois elle peut persister et faire courir les plus grands dangers au malade.

On distingue généralement trois sortes d'hémorrhagies suivant que le sang s'écoule en *nappe* (hémorrhagie capillaire) en *jet rouge* et intermittent (hémorrhagie artérielle), en *jet noir* et continu (hémorrhagie veineuse). Ces variétés se trouvent souvent combinées.

Il est facile de reconnaître à laquelle d'entre elles vous avez affaire. Tandis que dans l'hémorrhagie capillaire, le sang s'écoule en nappe, dans l'hémorrhagie artérielle il y a un ou plusieurs jets rouge vif, intermittents, saccadés, isochrones (simultanés) aux battements du pouls.

On l'arrête très bien en comprimant le membre au-dessus de la blesssure sur le trajet de l'artère principale.

Quand une veine est ouverte, il s'écoule un sang noir, abondant, qui sort en bavant ou en jet continu suivant le calibre du vaisseau blessé. En comprimant *au-dessus*, on exagère l'hémorrhagie que l'on arrête par contre en serrant au-dessous.

Toutes les hémorrhagies ne se ressemblent pas et ne peuvent être arrêtées de la même manière. Voyons les moyens généraux à employer dans tous les cas, je vous dirai ensuite ce que vous devez faire dans certaines circonstances.

Tout d'abord vous devez avoir bien présente à l'esprit la nécessité d'une asepsie parfaite. Quel service auriez-vous rendu à un blessé si en arrêtant son hémorrhagie vous infectiez sa plaie? Ne sait-on pas aussi que les hémorrhagies reparaissent facilement dans les plaies infectées?

Il faut donc immédiatement procéder à l'asepsie comme cela a été indiqué plus haut, et faire un nettoyage complet.

L'*irrigation* avec une solution froide de sublimé, le *tamponnement* méthodique avec de la gaze iodoformée ou du pengawar asepsique la *position* élevée, puis une *légère compression* arrêtent souvent l'écoulement de sang.

Nous ne saurions trop nous élever contre l'emploi du perchlorure de fer. Non seulement cette substance ne permet qu'une hémostase peu parfaite, mais elle est la source de complications trop fréquentes malheureusement (phlegmons).

Votre malade arrive-t-il avec un pansement fait au dehors, d'une asepsie plus que douteuse?

Enlevez-le et procédez comme précédemment.

On placera ensuite le membre blessé dans une position élevée, au moyen de coussins ou bien encore de liens fixés à la poutre supérieure du lit.

Veillez à ce que les tours de bande ne compriment pas les veines à la racine du membre. Presque toujours vous vous rendrez ainsi maîtres des hémorrhagies de moyenne gravité (veineuses et surtout capillaires).

L'hémorrhagie persiste-t-elle? Est-elle survenue sous un pansement bien fait quelques heures après l'opération? Si vous avez échoué, il faut vous rendre compte de sa nature et de son point de départ. Une exploration, si pénible soit-elle, ne doit pas vous effrayer, car vous pouvez toujours arrêter une hémorrhagie assez longtemps pour donner au chirurgien le temps d'intervenir.

Le plus souvent vous réussirez par la compression faite au moyen d'un *tampon de gaze maintenu avec le doigt directement dans la plaie ; le membre étant élevé.* On exercera en même temps la *compression digitale sur l'artère principale.*

S'agit-il d'une blessure d'une grosse artère (humérale, poplitée, fémorale... employez en outre la compression digitale sur le trajet du vaisseau, ou bien le tourniquet, le garrot ou la bande et le tube de caoutchouc dit d'Esmarch.

A *Compression digitale.* — Un aide exercé peut arrêter complètement une hémorrhagie artérielle au moyen de la compression digitale.

Il existe sur les membres supérieurs et inferieurs un point précis sur lequel doit porter la compression pour être efficace.

Au membre inférieur l'artère doit être comprimée à la partie moyenne du pli de l'aine. Cherchez les battements à ce niveau et placez la pulpe des quatre derniers doigts réunis sur le vaisseau parallèlement à sa direction en appuyant fortement. On peut encore placer l'index et le médius de chaque main de la même manière; deux doigts suffisant pour la compression; il est possible de laisser se reposer une main pendant que l'autre remplit son rôle.

Au membre supérieur on s'efforcera de sentir les

battements artériels en dedans de la saillie du muscle biceps; le vaisseau sera comprimé profondément *contre l'humérus*. Ou encore, ce qui est mieux, *au-dessus de la clavicule*, à peu près vers sa *partie moyenne* où vous sentirez les battements de la *sous-clavière*.

*Compression avec le tourniquet.* — Il est souvent difficile d'exercer une compression digitale prolongée, aussi a-t-on cherché à remplacer le doigt par un tourniquet. Celui de J.-L. Petit, que vous connaissez tous, peut être utilisé.

La pelote appliquée sur le trajet du vaisseau est serrée suffisamment pour que les battements artériels disparaissent au-dessous du siège de la compression.

*Compression avec la bande ou le tube d'Esmarch.* — Je n'ai pas à vous décrire en détail le mode d'application de ce dernier appareil si communément employé aujourd'hui.

Certains chirurgiens commencent par rouler autour du membre, de son extrémité vers sa racine, une première bande de caoutchouc destinée à faire refluer dans le corps le sang contenu dans la partie qui doit disparaître. Après avoir ainsi exprimé le sang et pendant que cette bande est encore appliquée, ils placent bien au-dessus du siège de l'opération un lien circulaire élastique bande ou tube (ex.: partie moyenne de la cuisse pour une amputation de la jambe) qui s'oppose absolument au passage du sang dans les artères. Il n'est pas nécessaire de choisir pour placer cette bande un des lieux d'élection indiqués plus haut pour la compression digitale. L'on enlève ensuite la première bande devenue inutile.

Dans quelques circonstances (affections tuberculeuses, cancéreuses, infectieuses), il ne faut pas placer de première bande, on risquerait de faire rentrer dans la circulation générale un sang plus ou moins vicié. Du reste, comme il n'est pas possible le plus souvent de savoir si un membre est ou n'est pas infecté, nous préférons nous servir seulement d'une *bande élastique circulairement placée comme un lien après avoir au préalable refoulé le sang au moyen de l'elévation du membre.*

La compression par la bande est un moyen puissant et radical de prévenir et de suspendre les hémorrhagies graves des membres. Malheureusement on ne l'a pas toujours sous la main.

A ce point de vue le *garrot* lui est supérieur; il peut être construit presque instantanément et rendre de grands services en cas de guerre. Inventé en 1674 par Morel, au siège de Besançon, il était destiné à parer aux hémorrhagies immédiates graves. Presque analogue au tourniquet, il se compose d'une pelote destinée à s'appliquer sur l'artère, d'un lien qui fait le tour du membre et se noue du côté opposé et enfin d'un bâtonnet au moyen duquel on tord le lien constricteur qui peut être ainsi serré à volonté. Avec la cravate d'un soldat, un fourreau de sabre ou un morceau de bois on peut faire un garrot et arrêter le sang jusqu'à ce que les secours soient arrivés. Comme je vous le montre, rien n'est plus facile à improviser.

*La bande de caoutchouc, le tourniquet, le garrot, suspendant totalement la circulation d'un membre, ne doivent être employés que dans les cas d'urgence absolue et pendant le moins de temps possible.* Sinon l'on pourrait produire *la gangrène.*

Ce sont des instruments *dangereux* qu'il ne faut pas laisser aux mains de personnes *ignorantes.*

En résumé : 1° Dans les cas d'hémorrhagie en nappe, vous aurez recours à la *compression* locale, sur la plaie, aidée de l'*élévation* du membre.

2° Dans les cas d'hémorrhagie veineuse c'est encore aux mêmes moyens et surtout à l'*élévation* qu'il faudra recourir.

3° Dans les cas d'hémorrhagie artérielle *il faudra de plus faire la compression digitale* sur l'artère principale. (Humérale ou sous-clavière au membre supérieur.)

Il me reste à vous dire quelques mots du traitement de certaines hémorrhagies.

1° *Hémorrhagies nasales* (Epistaxis).

Ce n'est que dans certains cas que ces hémorrhagies deviennent inquiétantes. Il faut alors recommander au malade de ne pas se moucher, se gratter le nez ou faire des efforts. Des compresses très froides seront appliquées sur le front, sur le nez et le visage et même aussi sur le derrière de la tête et dans le dos. On a encore l'habitude de faire lever les bras en l'air; ces moyens réussissent souvent.

S'ils sont insuffisants, roulez de petits morceaux de lint boriqué dans de l'eau de Pagliari ou simplement de la gaze iodoformée et introduisez-les dans les narines que vous comprimerez un instant. Presque toujours l'épistaxis a succédé à une petite écorchure siégeant à ce niveau.

Ces moyens restent-ils inefficaces? on peut être forcé de pratiquer le tamponnement des fosses nasales avec la sonde de Belloc.

Il importe de préparer les deux bourdonnets et les fils avant de commencer : assurez-vous notamment de la solidité de ces derniers, et faites les bourdonnets (en gaze iodoformée, coton aseptique de préférence), de la grosseur d'une petite noix. Celui qui doit obstruer l'orifice postérieur sera pourvu de trois fils ; deux d'entre eux seront ramenés par la sonde d'arrière en avant, le troisième sera laissé dans la bouche et servira plus tard à retirer le tampon.

Cette opération, fort simple quand on la connaît, est très pénible pour le malade. Vos préparatifs terminés, introduisez la sonde dans la narine sur l'un des côtés de la cloison en suivant de près le plancher des fosses nasales jusque sur la face supérieure du voile du palais. Vous êtes averti par des mouvements involontaires de déglutition du patient; faites ouvrir la bouche, pressez sur le bouton et ramenez au dehors le ressort qui est venu faire saillie au dessous du voile du palais.

On engage alors dans le trou qu'il porte deux fils qui sont noués et destinés à être ramenés par l'orifice antérieur de la fosse nasale. Retirez le ressort, le bourdonnet suit ; accompagnez-le avec l'index gauche pour lui aider à franchir l'isthme du gosier et à venir s'appliquer sur l'orifice postérieur. Les deux fils qui sortent par la narine sont séparés ; on interpose entre eux le second bourdonnet sur lequel on les lie pour le maintenir en place et assurer une occlusion parfaite. Le troisième fil laissé dans la bouche est fixé sur la joue à l'aide d'un petit morceau de diachylon.

On ne laissera guère le tampon plus de deux jours. Cependant, si l'on s'est servi de gaze iodoformée pour fabriquer les bourdonnets, il n'y a à craindre aucun accident septique avant une date beaucoup plus reculée (huit jours au besoin).

Une sonde ordinaire en gomme ou en caoutchouc peut remplacer la sonde de Belloc.

*Hémorrhagies par le vagin.* — Déterminées par des causes nombreuses et fort différentes, ces hémorrhagies nécessitent souvent un secours immédiat.

Le repos absolu dans la position aussi horizontale que possible, le bassin élevé, l'application de compresses froides ou même d'eau glacée sur le ventre et la partie supérieure des cuisses, voilà ce qu'il faut immédiatement mettre en usage. Ajoutons-y encore des lavements froids.

L'eau chaude à 45° a rendu de très grands services mais il ne faut pas servir d'eau tiède ou trop chaude. Dans le premier cas on augmenterait l'hémorrhagie, dans le second on brûlerait la malade. Ce n'est donc qu'à bon escient et la température du liquide reconnue que vous pourrez employer ce moyen.

*Hors de l'état de grossesse ou de puerpéralité* (accouchement récent) ***on peut impunément faire le tamponnement du vagin.*** En toute autre circonstance, le chef de service doit seul prendre une décision si les moyens indiqués ci-dessus ont échoué.

On peut faire le tamponnement avec tout ce que l'on a sous la main; ne cite-t-on pas le cas d'un vieil accoucheur qui se servit de sa perruque?

Lorsque vous le pourrez, faites le tamponnement méthodique à l'aide de tampons d'ouate aseptique ou de gaze iodoformée, noués en queue de cerf-volant. Il est nécessaire d'en préparer une très grande quantité une pleine cuvette. Les premiers tampons bien appliqués dans les culs de sac et sur le col, garnissez le vagin, et laissant les fils au dehors, appliquez un bandage en T sur l'orifice antérieur du vagin.

N'oubliez jamais que votre intervention nécessite une asepsie préalable (voir plus haut: asepsie des organes génitaux).

On utilisera encore avec avantage le *pessaire* de Garriel que je vous présente: C'est une petite vessie de caoutchouc munie d'un tube à robinet, que l'on introduit vide et roulée sur elle-même dans le vagin, que l'on insuffle ensuite pour la laisser en place dès qu'elle le distend suffisamment. Si l'hémorrhagie est extrêmement abondante, comme cela se voit quelquefois immédiatement après l'accouchement, il faut *comprimer l'aorte contre la colonne vertebrale*. Pour cela, la malade étant préalablement étendue sur le dos, le tronc un peu relevé, les cuisses fléchies, pour relâcher les parois abdominales, avec les doigts réunis, refoulez la paroi abdominale au niveau de l'ombilic jusqu'à ce que vous sentiez la colonne vertébrale. Restez dans cette position, en vous servant alternativement de l'une et de l'autre main.

*Hémorrhagie rectale.* — Il est souvent difficile d'arrêter une hémorrhagie d'origine rectale. Si après avoir employé les compresses d'eau glacée, les fragments de glace introduits par l'anus, les lavages à 45° on n'obtenait aucun résultat, on pourrait chercher à faire le tamponnement (comme nous l'avons indiqué à propos de l'asepsie) au moyen d'une sonde entourée de gaze antiseptique.

*Hémorrhagie vésicale.* — L'application de compresses froides sur le bas-ventre et le périnée, l'administration de lavements froids, au besoin l'introduction d'un fragment de glace conique dans le rectum, combinés avec le repos absolu dans la position horizontale, permettront de se rendre maître de l'hémorrhagie.

*Hémorrhagie pulmonaire.* — Hémoptysie. Cette complication est fréquemment observée dans les services de médecine.

Il faut aussitôt faire asseoir le malade, les jambes pendantes, ouvrir les fenêtres et appliquer des compresses froides sur le front, le visage. Exigez un repos et un silence absolus ; faites absorber quelques fragments de glace mêlés aux boissons acides, limonade citrique par exemple).

Si cela ne suffit pas, appliquez immédiatement douze ou quinze ventouses sèches sur la base de la poitrine : promenez des sinapismes sur les membres inférieurs. Dans les cas urgents on a conseillé d'appliquer des ligatures serrées à la racine des quatre membres.

## QUESTIONNAIRE (VIIIe CONFÉRENCE)

1° Quelles sont les variétés d'hémorrhagies à combattre ?

2° Décrivez les moyens à employer dans les cas d'hémorrhagie capillaire ? d'hémorrhagie veineuse ? d'hémorrhagie artérielle ?

3° Comment fait-on la compression digitale ?

4° Indiquez l'usage du tourniquet, du garrot et de la bande d'Esmarch ?

5° Comment peut-on arrêter une hémorrhagie nasale ? une hémorrhagie vaginale ? vésicale ? une hémorrhagie rectale ?

6° Que faire dans les cas d'hémoptysie ?

## NEUVIÈME CONFÉRENCE

### Traitement de la syncope.

Nous ne pouvons séparer l'étude sommaire de la syncope de celle des hémorrhagies. Fréquemment, après une opération longue et laborieuse les opérés se trouvent mal, pâlissent et perdent connaissance, tombent en syncope. Si des secours immédiats et intelligents ne leur sont pas prodigués, ils peuvent parfaitement mourir. Pareil accident survient encore après la saignée, après la ponction de la plèvre, la réduction d'une luxation. Souvent même c'est un des assistants qui, vivement impressionné par la vue d'une opération, brusquement pâlit et s'abat sur le plancher. Vous avez tous été témoins de pareils accidents. Qu'arrive-t-il le plus souvent, c'est que les personnes présentes s'empressent de soulever la tête du malade et de le faire asseoir. D'après un préjugé vulgaire fort répandu on suppose que dans la syncope le sang se porte à la tête. Rien n'est plus faux il y a au contraire *anémie cérébrale.*

Quand un individu se trouve mal, tombe en syncope pour quelque motif que ce soit, il faut chercher à ramener le sang au cerveau et à réveiller la sensibilité avec des excitations variées. Employez donc les manœuvres suivantes :

1° Laissez le patient dans la position absolument horizontale : *au besoin la tête plus basse que le reste du corps.*

Dernièrement encore j'ai pu tirer d'un état syncopal menaçant, consécutif à une hémorrhagie opératoire, un vieillard auquel un de mes collègues, avait enlevé un énorme lipome vasculaire. Appelé par un assistant, je saisis immédiatement le malade par les deux membres inférieurs, que je soulevai ainsi que le tronc, pendant que la tête était pendante sur le bord du lit. On produit ainsi une sorte de transfusion du sang des extrémités vers les centres nerveux, ou *auto-transfusion* (*de Verneuil*).

Il faut enlever rapidement cravate, corset, tout ce qui peut gêner la respiration.

2° Avec un linge trempé dans l'eau froide souffletez à plusieurs reprises le malade, faites-lui respirer un peu de vinaigre, de l'ammoniaque.

3° Employez d'emblée s'il s'agit d'un anesthésié, d'un asphyxié, d'un noyé, la *respiration artificielle*. Le patient étant sur le dos, la tête pendante un peu inclinée de côté, et la bouche largement ouverte, on se place du côté de la tête, puis saisissant les deux bras à pleine main, on les écarte du corps le plus possible. On dilate ainsi la poitrine et l'air pénètre dans les poumons. Un aide placé du côté des jambes du patient, appuie les deux mains à plat sur les côtés de la base de la poitrine et les comprime au moment même où vous abaissez le long du corps les bras que vous avez écartés. En un mot cet aide agit de manière à chasser l'air que vous aurez fait pénétrer, si bien que deux personnes un peu exercées, manœuvrant avec ensemble, peuvent faire ainsi artificiellement les deux temps de la respiration, l'inspiration et l'expiration. Il ne faut pas excéder seize respirations par minute.

4° Pendant ce temps là, un aide muni d'une *seringue* et placé à une certaine distance, *projette de l'eau fraîche dans les narines du sujet*. Cl. Bernard se servait fréquemment de ce moyen, dans ses expériences, pour réveiller les animaux. On peut encore exciter la pituitaire en introduisant dans le nez une plume, un morceau de papier.

5° Employez encore le marteau de Mayor, (voir révulsion).

Il ne faut pas perdre courage, malgré l'insuccès des premières tentatives. On a vu des individus revenir à la vie après une heure de respiration artificielle. C'est un puissant moyen d'action que vous avez entre les mains.

On peut encore utiliser l'*électricité* (courants interrompus). Un des réophores est appliqué sur un côté du cou l'autre sur le creux de l'estomac (épigastre).

L'excitation électrique intermittente peut réveiller les contractions du diaphragme. On pourrait appliquer encore un des pôles sur la région précordiale pour exciter le cœur. Nous ne conseillons ce moyen que comme une ressource extrême et nous classons dans l'ordre suivant d'après leur importance :

1° Position horizontale et même la tête pendante, les jambes et le tronc élevés par un aide.

2° Respiration artificielle.

3° Injections d'eau dans les narines.

4° Marteau de Mayor.

5° Electricité.

A côté des moyens précédents on a conseillé la *transfusion du sang ou l'injection d'eau salée dans les veines.* Ce sont là de véritables interventions chirurgicales, dont je n'ai pas à vous entretenir. Mais il importe que vous connaissiez les services que peuvent vous rendre *les injections hypodermiques d'éther* (Voir plus loin). Faciles à pratiquer, inoffensives, elles permettent de rappeler à la vie des sujets que l'on pourrait d'abord croire irrémédiablement perdus. J'ai opéré avec succès une hernie étranglée sur un vieillard de 75 ans, sans connaissance ; pendant que je pratiquais la kélotomie, un de mes internes faisait cinq injections d'éther, d'autres aides frictionnaient les membres. Le pansement était achevé quand le patient sortit de sa torpeur se plaignant, non de l'opération qu'il n'avait pas sentie, mais de la rudesse des frictions.

## QUESTIONNAIRE (IXe CONFÉRENCE)

1° Quels soins doit-on donner aux personnes tombées en syncope ?

2° Décrivez la respiration artificielle ?

## DIXIÈME CONFÉRENCE

### Traitement immédiat des fractures.

Les soins à donner dans le cas où un os est fracturé sont différents suivant que la facture est *simple* ou *compliquée.*

On dit habituellement qu'une fracture est *simple* lorsque la peau et les parties molles étant intactes, *il n'y a pas communication de la lésion osseuse avec l'air.*

Si, au contraire, *le foyer de la fracture communique avec l'extérieur*, il s'agit d'une fracture *compliquée.* Ces derniers cas présentent une gravité bien plus grande que les premiers, puisque les microbes peuvent pénétrer jusqu'aux fragments et infecter le malade. Plusieurs d'entre vous se rappellent certainement que fracture compliquée était autrefois synonyme d'amputation et trop souvent aussi de mort. Nulle part peut-être (sauf dans les opérations sur l'abdomen) on n'a pu mieux apprécier les immenses services rendus à l'humanité par Lister et Pasteur.

Examinons successivement les soins que vous aurez à donner aux sujets porteurs : 1° de fractures *simples* ; 2° de fractures *compliquées.*

*Fractures simples.* — Il est généralement facile de reconnaître qu'un membre est fracturé. Déformé par le gonflement, souvent aussi par la déviation des fragments osseux, le membre est, de plus, raccourci, douloureux et surtout impotent. Du reste, si vous n'êtes pas sûrs de l'existence de la fracture, comportez-vous comme si elle était certaine.

Tous vos efforts doivent tendre vers un seul but, *diminuer la douleur par l'immobilisation aussi complète que possible.*

Après avoir débarrassé le malade de ses vêtements en les décousant ou les coupant pour éviter tout faux mouvement, vous appliquez un appareil.

A l'hôpital, vous avez sous la main des gouttières, des attelles de formes diverses. Prenez, lorsqu'il s'agit d'une fracture de jambe, une gouttière matelassée remontant au-dessus du genou, et une grande gouttière Bonnet si la cuisse est brisée. Les fractures de l'avant-bras seront immobilisées sur une attelle palmaire de bois ou de fil en fer. Si le bras est fracturé, prenez seulement une longue attelle en fil de fer, large de 3 à 4 travers de doigts.

Le choix de votre appareil étant fait, la manière dont vous devez l'appliquer varie évidemment suivant le siège de la lésion.

*1° Fractures du membre inférieur.* — Ce qu'il y a de difficile c'est de soulever le membre sans déterminer de trop vives souffrances. Pour cela saisissez-le, une main au-dessus, une main au-dessous de la fracture, étirez progressivement en exerçant une légère traction sur le fragment inférieur pour l'empêcher de frotter contre le fragment supérieur; puis, la gouttière étant glissée sous la jambe, déposez cette dernière doucement, en l'accompagnant. Vous aurez soin de garnir avec du coton les intervalles compris entre le membre et l'appareil. Quelques tours de bande assurent encore l'immobilisation. Il faut toujours placer un cerceau pour empêcher les couvertures d'appuyer sur le membre blessé.

Lorsqu'il s'agit d'une fracture de cuisse ou du bassin il faut placer le malade dans une grande gouttière Bonnet suffisamment garnie et rembourrée. Un point très important à connaître quand il s'agit de transporter ces malades sur un brancard c'est que les porteurs ne doivent pas marcher au pas. Le premier brancardier (ou les deux premiers) au commandement de : marche, doit partir du pied gauche et le dernier (ou les deux derniers) du pied droit. On évite ainsi les oscillations cadencées si pénibles pour celui qui repose sur le brancard.

*Membres supérieur.* — Avec une attelle de bois de longueur et de largeur appropriées à l'avant-bras, garnie de coton, appliquée sur le côté palmaire et maintenue par quelques tours de bandes, vous avez un appareil insuffisant pour obtenir une guérison parfaite, mais qui permet d'attendre la visite du chirurgien. Maintenez l'avant-bras en écharpe. — Quand le bras est fracturé on doit se servir du tronc comme d'une attelle; garnissez de coton le creux de l'aisselle, le côté correspondant de la poitrine, puis appliquez sur le côté externe du bras une attelle de bois ou de fil de fer soigneusement revêtue d'ouate. Au moyen de quelques tours de bande comprenant à la fois le bras et la poitrine, vous avez une immobilisation relative qui sera complétée encore par la mise en écharpe de l'avant-bras.

*Thorax.* — Le meilleur moyen de diminuer les douleurs dans les cas de fracture de *côtes*, c'est de placer autour du thorax une bande de diachylon large de 20 centimètres environ et assez longue pour en faire une fois et 1/2 le tour. Si la *clavicule* est brisée mettre le membre supérieur en écharpe.

*Tête.* — Lorsque l'on amène dans les salles un individu sans connaissance à la suite d'une chute sur la tête, perdant du sang ou de la sérosité par le nez ou les oreilles, offrant en un mot les symptômes graves d'une fra ture du crâne vous devez procéder immédiatement à l'asepsie des oreilles. Lavez à l'eau tiède boriquée les deux conduits auditifs que vous tamponnerez ensuite avec de la gaze iodoformée. De plus comme le trait de fracture peut intéresser la partie supérieure des fosses nasales, ce qui est indiqué par l'écoulement de sang par les narines, lavez les fosses nasales et placez-y de la gaze iodoformée, comme cela a été dit à propos l'asepsie nasale. Souvent en effet vous pourrez empêcher par ce lavage et cette occlusion antiseptiques la pénétration des microbes et l'infection d'une fracture de la base du crâne. A part cela appliquez une vessie de glace sur la tête.

*Fractures compliquées.* — Quelle que petite que soit la plaie compliquant une fracture elle peut servir de porte d'entrée aux microbes et à ce point de vue mérite toute votre attention. Il y a longtemps du reste que les chirurgiens se sont préoccupés de fermer cette porte; les uns comme Valette, Verneuil appliquaient du collodion ou de la baudruche collodionnée, d'autres employaient d'épaisses couches d'ouate. A l'heure actuelle voici comment l'on procède généralement.

1o Nettoyage à la brosse, au savon et au rasoir s'il en est besoin.

2o Lavages copieux avec le sublimé à 1/1000.

3o La plaie est saupoudrée d'iodoforme et couverte de gaze trempée dans la solution de sublimé 1/1000, bien exprimée et imprégnée de poudre d'iodoforme, puis d'une couche suffisamment épaisse d'ouate aseptique, et enfin de papier à la gutta, le tout étant maintenu par une bande de tarlatane.

4o Le pansement terminé on immobilise le membre en le plaçant dans un appareil comme s'il s'agissaient d'une fracture simple.

*L'avenir du blessé dépend du premier pansement.* Avez-vous fait une désinfection rigoureuse, vous épargnerez de grands dangers au malade et de nombreux soucis au chirurgien ? En prenant les précautions indiquées vous avez en effet transformé un fracture compliquée, en fracture simple. — Quel que soit l'os fracturé vous devez toujours vous comporter de la même manière.

Très souvent le foyer de la fracture communique avec l'extérieur par une large ouverture; les désordres sont tels que toute tentative de conservation paraît inutile. Eh bien ! ne désespérez pas de sauver le membre, et en attendant l'arrivée du chirurgien, occupez-vous de prévenir l'infection. Exagérez encore les soins destinés à assurer l'asepsie; dépassez largement dans vos lavages la zone blessée, tamponnez la place avec de la gaze iodoformée. Si vous vous serviez de poudre d'iodoforme vous pourriez en effet provoquer des accidents. Recouvrir en suite le membre d'ouate aseptique avant de l'immobiliser dans un appareil.

Vous devez en outre vous préoccuper de l'état général de pareils sujets. Pour lutter contre l'état de dépression, de collapsus qu'ils présentent quelquefois, servez-vous des injections sous-cutanées d'éther; faites leur prendre du thé au rhum et des boissons chaudes aromatiques.

Jusqu'à présent je n'ai eu en vue que les soins à donner aux blessés non infectés, malheureusement il n'en est pas toujours ainsi et trop souvent encore nous voyons arriver dans nos salles des sujets pansés suivant les anciens errements et conséquemment infectés. Que faut-il faire en pareils cas? Vous devez procéder immédiatement à leur désinfection. Toutes les fois que cela sera possible employez les bains locaux prolongés ou une solution faible de sublimé (1/3000) ou même de l'acide borique à (40/1000) ou de l'acide phénique (20/1000). L'*irrigation prolongée*, les *bains* contribueront à débarrasser la plaie des germes dangereux qu'elle contient. Vous appliquerez de la gaze iodoformée, de l'ouate aseptique; seulement lorsque vous aurez largement nettoyé les anfractuosités de la plaie.

*Lorsqu'il n'est pas possible d'utiliser les bains* faites arriver un *filet de liquide antiseptique*, sur la gaze qui recouvre le pansement. Vous obtenez ainsi une imprégnation antiseptique constante.

Nous ajouterons en terminant que les fractures du crâne compliquées de plaies doivent être traités de la même manière que celles des membres.

*Appareils improvisés.* — Nous désignons sous le nom d'appareils improvisés ceux que l'on peut fabriquer séance tenante pour répondre aux indications spéciales à chaque cas de fracture.

C'est ainsi que vous voyez un *bandage plâtré* remplacer rapidement la gouttière dans laquelle le membre a été déposé au début. Bien que le chirurgien se charge souvent lui-même de son application, il est utile que vous connaissiez la manière de le préparer.

On taillera dans une pièce de tarlatane (cingalette)

un morceau de tissu de la longueur du membre, ayant comme largeur la demi-circonférence de celui-ci et formé de 6 doubles (ou 12 épaisseurs). Il suffira de réunir ces lames superposées à l'aide de quelques points de suture, puis de donner çà et là quelques coups de ciseaux pour avoir une *gouttière* très suffisante.

Pour éviter tout tâtonnement pénible, on peut au préalable tailler un patron en papier, en prenant mesure sur le membre sain. Il est facile de confectionner des *attelles* de tarlatane en procédant de la même manière que précédemment.

Pour empêcher l'adhérence du plâtre, il faut au préalable raser les poils, huiler le membre et, s'il y a un pansement, recouvrir celui-ci d'un papier à la gutta ou simplement d'un journal. Ceci fait, mêlez à volume égal de l'eau tiède, et du plâtre de Paris très sec : pour hâter la *prise*, ajoutez un peu plus de plâtre ou même une pincée de sel et puis roulez méthodiquement votre gouttière dans la pâte, en la pétrissant. Quand elle est suffisamment imprégnée, retirez-la en la déroulant, chassez l'excès de plâtre en pressant de haut en bas entre les deux mains et appliquez-la sans perdre de temps. On la maintient en place à l'aide d'une bande sèche de tarlatane ou de toile. Si les proportions du mélange sont exactes, si le plâtre est de bonne qualité, le bandage est sec en cinq ou six minutes.

Comme vous le savez il n'est pas de bandages plus pratiques, plus utiles, pour celui qui sait en tirer parti. *Il n'en est pas de plus dangereux quand on établit une constriction circulaire* ou que l'on dépasse seulement la 1/2 circonférence du membre. La gangrène peut être la conséquence d'une telle imprudence.

D'une manière générale, pour ce dernier motif, nous ne sommes pas partisans à Lyon du bandage complet fait avec les bandes imprégnées de plâtre et trempées dans l'eau au moment de s'en servir.

La *tripolithe* usitée à l'étranger nous paraît de

beaucoup inférieure au plâtre. Elle n'a été que fort peu en usage à Lyon.

*Gutta-percha.* — Il suffit de tailler dans une plaque de gutta un morceau approprié à la longueur du membre et ayant à peu près sa 1/2 circonférence. Après avoir huilé légèrement la peau, on applique la gutta-percha ramollie dans de l'eau très chaude; elle est ensuite maintenue en place à l'aide de bandes trempées dans l'eau froide.

Si la plaque de gutta n'est pas assez épaisse, il faut la malaxer et en faire une boule que l'on étale ensuite en plaque d'épaisseur convenable au moyen d'un rouleau mouillé ou simplement d'une bouteille de verre.

Il est nécessaire d'avoir constamment à sa disposition de l'eau très froide pour y tremper les doigts de temps à autre.

On confectionne ainsi des gouttières, des attelles fort utiles, notamment dans le traitement des fractures des très jeunes enfants.

*App. Silicatés.* — Il n'est pas nécessaire de vous décrire ici le mode de confection des appareils silicatés. Vous savez que le membre, d'abord entouré d'une couche uniforme de coton, suffisamment serrée à l'aide d'une bande roulée, est ensuite recouvert d'une couche plus ou moins épaisse de bandes de tarlatane imbibées de silicate. On peut accroître la solidité de ces appareils en insérant entre deux compresses silicatées des attelles de bois ou même de tôle flexibles. Lorsqu'il s'agit d'envoyer les malades à la campagne (pour *l'exportation* comme on le dit vulgairement), et qu'il ne s'agit que de maintenir des résultats acquis, les bandages silicatés sont évidemment des appareils de choix.

Les appareils de *zinc laminé* ont été employés pendant quelque temps à l'Hôtel-Dieu. Au dire des praticiens, ils sont susceptibles de rendre de réels services à la campagne.

Les feuilles de zinc sont taillées de façon à représenter approximativement la forme du membre.

On tapisse soigneusement de coton la gouttière, en augmentant l'épaisseur des couches au niveau des dépressions du membre, afin de lui constituer une sorte d'écrin. On recouvre également les saillies osseuses afin d'éviter toute compression. Des lacs à boucles, une petite attelle complémentaire et de petits coussins facilitent la contention, et permettent de resserrer l'appareil s'il en est besoin.

*Appareils de nécessité.* — Il peut se faire que vous n'ayez à votre disposition aucun appareil régulier, il faut alors être assez ingénieux pour en fabriquer vous-mêmes. Je ne puis que vous indiquer ici quelques moyens qui peuvent rendre de grands services en attendant que les secours arrivent.

Le *cuir tanné* à l'écorce de sapin, taillé suivant les besoins et trempé quelques minutes dans l'eau se moule aisément sur le membre. Le cuir tanné à l'écorce de chêne est moins flexible. Tous deux peuvent être utilisés pour confectionner des gouttières.

Dans le même but les Turcs emploient les *nervures de palmier assujetties sur un morceau de peau de mouton* et serrées avec des cordons de laine. Vous arriverez au même résultat en cousant entre deux morceaux de toile des lattes étroites et minces.

*En collant du cuir sur une planchette légère de* tilleul ou tout autre bois blanc, en fendant ensuite celle-ci en languettes de 8 à 12 millimètres de largeur on obtiendrait une gouttière suffisamment flexible et résistante. A signaler encore l'usage du *carton*, trempé préalablement dans de l'eau chaude pour le ramollir : Un almanach, une boîte sont utilement transformés en attelles ou en petites gouttières. De *petites caisses de bois* rembourrées et garnies d'une façon suffisante peuvent aussi rendre de grands services. A défaut de toute autre ressource ne pourrait-on pas immobiliser momentanément un membre fracturé en le déposant dans un *cheneau* emprunté à une toiture ou en l'entourant d'un *store* ou d'un de ces *paillassons* qui servent à recouvrir les serres ?

Le peuplier, le tilleul, fournissent d'excellentes attelles; à défaut de coton on peut utiliser le *foin* ou la *mousse* sèche.

### QUESTIONNAIRE (Xe CONFÉRENCE)

Qu'est-ce qu'une fracture compliquée?

Quel est le traitement immédiat d'une fracture simple: 1° du membre inférieur; 2° du membre supérieur; 3° du tronc; 4° de la tête.

Quels sont les premiers soins à donner dans les cas de fractures compliquées?

Décrire: 1° les appareils improvisés; 2° les appareils de nécessité.

---

## ONZIÈME CONFÉRENCE

### Traitement immédiat des plaies par armes à feu.

En écoutant les préceptes minutieux de la doctrine antiseptique, vous avez peut-être pensé, plus d'une fois, qu'ils n'étaient applicables que dans un milieu hospitalier pourvu d'un outillage parfait. mais que la pratique civile à la campagne et la chirurgie de guerre n'en retireraient qu'un médiocre avantage.

Que de fois n'avons-nous pas entendu faire cette réflexion: « Ici, à l'hôpital, vous pouvez faire de l'antisepsie, mais à la campagne ou en cas de guerre cela est impossible. » Rien n'est plus faux. En temps de guerre on peut sauver des milliers d'existences, inévitablement vouées à la mort si l'on suivait les anciens errements.

A plus forte raison l'asepsie et l'antisepsie sont-elles possible dans la pratique civile à la campagne. A propos de cette dernière, l'utilité et je dirai plus la nécessité de les employer peut-elle être discutable? Sans doute les paysans vivent dans un milieu relativement pur et leurs plaies ont moins de chance d'être infectées, mais ne voyons-nous pas tous les jours arriver dans nos salles des malades infectés qui viennent de la campagne?

La terre des routes, la poussière, l'eau ne renferment-elles pas des germes, entre autres ceux de la gangrène gazeuse (Cornevin), sans compter tous ceux que peut introduire un pansement malpropre.

Vous le savez, l'asepsie doit être la méthode et l'antisepsie un des côtés seulement.

Evitez d'apporter des microbes, d'infecter la plaie,car il est extrêmement difficile de lutter contre l'infection établie. Empêcher l'ennemi d'entrer dans la place, voilà l'idée qui doit vous servir de guide. *Le premier pansement décide du sort du blessé ;* apportez donc tous vos soins à le bien faire. Voulez-vous des preuves à l'appui de cette proposition : il me suffira de vous citer celles que nous fournissent les guerres récentes. En 1877-78 pendant la guerre turco-russe, Reyher, chirurgien en chef de l'armée russe, a réduit la mortalité à 13 0/0 dans les cas de plaies des grandes articulations pansées antiseptiquement dès le début.

D'autres blessés pansés seulement au bout de quatre ou cinq jours donnèrent une mortalité de 61 0/0. Quant à ceux qui furent soignés suivant les anciens errements, ils succombèrent dans la proportion de 77 0/0. Reyher employait alors le pansement de Lister, classique, c'est-à-dire à l'acide phénique, d'une application difficile et d'une efficacité moindre que le pansement au sublimé et à l'iodoforme. Ce dernier a fait ses preuves dans la guerre serbo-bulgare, guerre qui aura eu du moins pour résultat de fixer les hésitants sur le choix du pansement à employer dans les prochaines guerres. Bum n'a eu aucun décès sur 130 blessés dont 12 porteurs de fractures, et 8 de plaies articulaires.

Un chirurgien autrichien Mosetig Morhof a soigné 824 blessés présentant 252 fractures, 570 plaies des parties molles par projectiles et deux par armes blanches. La mortalité a été seulement de

2, 3 0/0. Et cependant ces blessés étaient presque tous déjà plus ou moins infectés.

A côté de ces résultats merveilleux, voulez-vous savoir ce qui s'est passé pendant la guerre de 1870-1871 ; apprenez que les amputés de bras mouraient dans la proportion de 70 0/0, ceux de jambe 82 0/0, ceux de cuisse 90 0/0.

Cette statistique est un martyrologe. Maintenant que nous connaissons la cause des complications des plaies et la manière de les prévenir, ce serait un crime de laisser se renouveler de pareilles hécatombes. Aussi l'instruction technique de toutes les personnes qui peuvent se trouver un jour en contact avec les blessés s'impose-t-elle comme une nécessité absolue.

*Choix du pansement.* — Nous accordons toutes nos préférences au pansement à l'iodoforme et au sublimé. La puissance de désinfection de ces deux substances, la persistance d'action de l'iodoforme les désignent immédiatement à notre choix. *Avec 2 kilogs d'iodoforme. 1 kilog de sublimé, une égale quantité de sel de cuisine (destiné à dissoudre le sublimé dans l'eau) et quelques litres d'alcool, on possède un caisson de secours largement pourvu.*

L'alcool servira à chauffer les solutions, à désinfecter les instruments par le flambage rapide. Sous un petit volume, le sublimé et le sel représentent une énorme provision puisque pour la solution forte il ne faut qu'un gramme par litre de chacune de ces substances. Quant à l'iodoforme, vous savez qu'il serait dangereux d'en mettre plus de 3 à 4 grammes.

Toutes les fois que cela sera possible, vous aurez à votre disposition les pièces de pansement dites antiseptiques (ouate, gaze, tourbe...). Sinon il faudra utiliser *le linge, le coton, la charpie* même qui pourront se trouver sous votre main. C'est en pareille circonstance que l'autoclave peut rendre des services. En chauffant à 120° *ces matériaux impurs, dangereux, septiques,* vous les débarrassez de tout microbes et augmentez vos ressources. Aussi croyons-nous qu'un tel appareil devra faire partie du matériel de campagne d'une ambulance ou d'un hôpital mobile. A défaut d'une semblable ressource soumettez à *l'ébullition prolongée* les tissus destinés aux pansements : sans doute l'eau bouillante n'est pas absolument efficace pour obtenir l'asespie; néanmoins, dans ces circonstances difficiles, elle rendra les plus grands services.

Divers pays (l'Allemagne, l'Autriche, la Suisse) ont adopté un *paquet individuel de pansement* que le soldat porte cousu dans sa tunique. Chaque blessé porte avec lui les substances nécessaires à l'application du premier pansement. Cette idée est absolument rationnelle. Ce n'est pas 40 ou 50 grammes de plus, qui peuvent surcharger le soldat; un règlement sévère, comme la certitude de porter avec soi-même les médicaments nécessaires empêcheraient certainement le gaspillage. Avec 4 ou 5 grammes d'iodoforme, un petit carré d'ouate antiseptique, une bande de gaze longue de 2 mètres, une épingle anglaise, renfermés dans un morceau de papier à la gutta-percha ou toute autre toile imperméable, on peut faire un pansement provisoire bien suffisant.

S'il est vrai, comme l'a démontré jadis A. Paré, chirurgien d'Henri III, que les plaies par armes à feu ne sont pas empoisonnées, il n'en reste pas moins avéré que l'attrition, la contusion qui les accompagnent, leur impriment un caractère spécial de gravité en les prédisposant à l'infection.

Pour plus de commodité, nous diviserons les plaies par armes à feu de la manière suivante :

1° *Plaies simples* (intégrité des organes importants).

2° *Plaies compliquées* (lésion de quelques organes importants).

*1° Plaies simples.* — D'une manière générale *il ne faut pas sonder, explorer les plaies.* Par contre, s'il est inutile et dangereux de s'assurer du trajet d'un projectile, *il est capital d'en assurer l'asepsie.* Après avoir nettoyé à la brosse et au savon la région atteinte on fera un lavage soigneux avec la solution de sublimé à 1/1000 et la plaie, saupoudrée de 3 à 4 grammes d'iodoforme, sera recouverte d'une pièce antiseptique maintenue par un bandage.

Existe-t-il une complication?

2° *Plaies compliquées.* — On procédera de la même manière que précédemment, puis on s'occupera de la complication.

1° S'agit-il d'une *hémorrhagie*, vous connaissez les divers moyens à employer. (Voir hémorrhagie).

2° Le membre est-il *fracturé*, il importe d'appliquer par dessus le pansement antiseptique une gouttière, une attelle ordinaire ou improvisée, de façon à obtenir une immobilisation aussi complète que possible.

3° Supposons que le projectile soit venu se loger au niveau d'une grande *articulation.*

Là encore, pas d'exploration, pas de mouvements inutiles. Faites l'asepsie, lavez au sublimé, pansez à l'iodoforme et à la ouate aseptique trempée dans le sublimé puis exprimée (ou toute autre pièce de pansement), mais surtout *immobilisez aussi rigoureusement que s'il s'agissait d'une fracture.*

C'est le seul moyen d'obtenir la guérison et d'éviter l'apparition d'une arthrite suppurée.

4° C'est encore la même conduite que vous devrez tenir lorsqu'il s'agira de plaies par armes à feu intéressant l'*une des trois grandes cavités, crânienne* (tête), *thoracique* (poitrine), *abdominale* (ventre).

Ne cherchez jamais à savoir si la balle est profondément ou superficiellement située ; faites immédiatement l'asepsie de la plaie, complétée par une occlusion rigoureuse à l'iodoforme et à l'ouate aseptique. Le repos absolu est nécessaire aux blessés de cette catégorie.

Nous ne nous sommes occupé ici que du traitement immédiat des plaies par armes à feu ; ajoutons qu'il est inutile de toucher au pansement tant que l'état général du blessé est satisfaisant (pas de fièvre).

QUESTIONNAIRE (XIe CONFÉRENCE)

1o Indiquez, en les comparant, les résultats obtenus dans les cas de plaies par armes à feu traitées suivant les anciens et les nouveaux procédés de pansement ?

2o Quelles substances doivent entrer dans la composition d'un caisson de secours?

3o Quels sont les soins à donner dans les cas de plaies simples des parties molles ; dans les cas de plaies compliquées, d'hémorrhagie, de fractures, de l'ouverture des articulations?

4o Quelle conduite devez-vous tenir dans les cas de plaies de la tête, de la poitrine et de l'abdomen?

---

## DOUZIÈME CONFÉRENCE

### Traitement immédiat des brûlures.

On distingue au point de vue pratique trois degrés de brûlure. — Quelle que soit la cause de la brûlure, tantôt la peau est seulement rouge, douloureuse, congestionnée (1er degré), tantôt l'épiderme est soulevé comme par l'action d'un vésicatoire (2e degré), d'autrefois la peau et les tissus sous-jacents sont frappés de mort dans une étendue et une profondeur variables (3e degré). Les soins à donner au malade varient dans ces différentes circonstances.

1o *Brûlures au 1er degré.* — Pour faire disparaître la douleur et la congestion inflammatoire de la peau, il suffira d'appliquer des compresses trempées dans l'eau froide, ou encore de faire prendre un *bain local froid.* L'application d'un peu d'huile ordinaire aide aussi à la disparition des symptômes pénibles.

2o *Brûlures au 2me degré.* — Nous avons dit qu'au second degré la brûlure déterminait l'apparition de phlyctènes, de cloques, analogues à celles produites par les vésicatoires. Il faut veiller attentivement *à ne pas déchirer, arracher l'épiderme soulevé.* Aussi doit-on commencer par découdre ou couper les vêtements et non pas les retirer brutalement. La région brûlée mise à découvert, on l'*irriguera* avec précaution à l'aide d'une *solution boriquée* à 40/1000, puis on ouvrira les phyctènes à l'aide de ciseaux ou d'une épingle flambée. On appliquera ensuite sur la région un morceau de lint boriqué abondamment enduit de pommade à l'acide borique (vaseline 30, acide borique 8). Une épaisse couche d'ouate aseptique ou mieux antiseptique (à l'acide saliçylique par exemple) recouverte d'un tissu imperméable propre (à la gutta, toile cirée) et maintenu par une bande termine le pansement. On le renouvellera suivant que les sécrétions seront plus ou moins abondantes, en ayant soin de prendre toujours les précautions indiquées ci-dessus. Peu graves quand elles n'intéressent qu'un petite étendue de la peau, ces brûlures peuvent entraîner la mort quand elles occupent une grande surface. *Souvent alors il faut donner aux brûlés des excitants pour les empêcher de tomber dans le collapsus.* Il faut utiliser surtout le café, les boissons gazeuses, le champagne, et même les injections sous entanées d'éther.

Il est dangereux de se servir de l'*acide phénique* ou du *sublimé* chez les enfants et les vieillards. Pour plus de sûreté, *n'employez jamais c's substances.*

*Brûlures au 3e degré.* — Quelle que soit l'étendue et la gravité d'une telle lésion, les soins qu'elle nécessite sont toujours les mêmes; il faut embaumer pour ainsi dire les parties mortifiées par la brûlure. On procédera à une désinfection rigoureuse par les lavages à l'eau boriquée ou à la solution faible de sublimé 1/3000. On pansera ensuite avec de la vaseline iodoformée ou même de la gaze iodoformée, puis de la ouate antiseptique et un tissu imperméable destiné comme on le sait à empêcher toute adhérence entre la plaie et les pièces de pansement. Lorsque l'on n'a pas à redouter l'absorption de l'iodoforme à cause de la désorganisation profonde des tissus sur lesquels on l'applique, il faut l'employer de préférence. Grâce à son action antiseptique persistante, il permet aux parties mortifiées de s'éliminer sans s'accompagner de cette suppuration horriblement fétide que l'on observait autrefois, dans les cas de brûlures. A défaut du pansement que nous indiquons, on pourrait se servir de compresses rendues aseptiques par l'autoclave ou tout au moins l'eau bouillante, puis imbibées d'huile ordinaire préalablement bouillie. Le liniment oléo-calcaire peut encore être utilisé avec avantage.

*Surveillance à exercer pendant la période de cicatrisation.* — Il n'est pas indifférent que vous connaissiez les conséquences fâcheuses qui peuvent résulter d'un défaut de surveillance de la marche de la cicatrisation des brûlures. Les plaies font place à un tissu cicatriciel remarquable par sa rétractilité, de telle sorte que les parties voisines occupées par la brûlure ont une tendance excessive à s'accoler, à adhérer les unes aux autres.

Combien de fois n'avez-vous pas vu arriver dans nos salles des sujets dont les doigts sont collés et recroquevillés dans la paume de la main? De même que ceux dont le bras est adhérent au thorax, ou la cuisse fléchie et collée plus ou moins à l'abdomen, après une brûlure de l'aisselle ou de l'aine, ils sont plus ou moins privés de l'usage de leurs membres. Il aurait suffi de prendre certaines précautions pour éviter ces tristes infirmités.

S'agit-il de brûlures de la main, pansez isolément chaque doigt et fixez-les étendus sur une palette? *C'est en donnant aux parties une position inverse de celle que la cicatrice rétractile leur imposerait que vous obtiendrez des résultats satisfaisants.*

Dans les cas de brûlures du membre inférieur, maintenez une extension rigoureuse; au membre supérieur, il doit en être de même ; s'il en est besoin, écartez encore le bras du tronc en garnissant d'ouate le creux de l'aisselle.

Le *froid* détermine des effets absolument comparables à ceux de la chaleur ; aussi la classification adoptée pour les brûlures convient-elle complètement aux gelûres. Ces dernières toutefois se présentent plus fréquemment au troisième degré qu'au deuxième, car si les phlyctènes existent il y a en même temps une mortification plus ou moins étendue des tissus. Le traitement indiqué plus haut est parfaitement applicable aux gelûres *anciennes* ; par contre, les premiers soins à donner présentent quelques particularités que vous devez connaître.

Lorsqu'on amène un individu ramassé dans la neige et dont les pieds viennent d'être gelés, il ne faut pas se hâter de les réchauffer ; ce serait le plus sûr moyen d'augmenter le mal et même de produire la gangrène. *N'appliquez pas des compresses ou des linges chauds sur la région gelée*, au contraire frictionnez-la avec de la neige ou de l'eau très froide ; ce n'est qu'au bout d'un certain temps et peu à peu que vous emploierez une eau très légèrement dégourdie, mais jamais chaude. Enveloppez ensuite le membre dans du coton ou des couvertures ; occupez-vous enfin de relever l'état général en donnant quelques boissons chaudes et excitantes (thé au rhum, infusions aromatiques, vin chaud, café, etc.).

### QUESTIONNAIRE (XII^e CONFÉRENCE).

Combien distingue-t-on de degrés dans les brûlures ?

Quel traitement convient-il d'employer dans les différents cas ?

Pourquoi faut-il surveiller la guérison des plaies par brûlures ?

Quels sont les soins à donner dans les cas de gelûres ?

## TREIZIÈME CONFÉRENCE

### Anesthésie locale.

L'anesthésie générale offrant toujours certains inconvénients et même certains dangers, on fait toutes les fois que cela est possible, l'anesthésie locale. En un mot la région seule sur laquelle doit porter l'opération est privée de sensibilité.

On utilise l'anesthésie locale dans un grand nombre de circonstances, surtout depuis la découverte de la cocaïne. Mais il ne m'est pas possible d'insister beaucoup sur ce dernier agent, dont le mode d'emploi est encore à l'étude et relève directement de la chirurgie générale.

Le plus souvent vous aurez à pratiquer l'anesthésie locale pour des opérations sur les doigts ou les orteils (ongle incarné par exemple).

Voici la manière de procéder :

Après avoir lavé la région et fait une asepsie soigneuse, *vous appliquez à la racine du doigt un lien fortement serré*; un gros tube de caoutchouc peut servir à cet usage.

La circulation du sang interrompue de cette manière, vous obtiendrez beaucoup plus vite l'anesthésie. Faites alors des pulvérisations d'éther à l'aide de l'appareil de Richardson (pulvérisateur à main). Au bout d'un temps qui varie d'une à plusieurs minutes, la peau pâlit en même temps que le malade éprouve un engourdissement des plus marqués.

Généralement on voit brusquement les téguments pâlir et durcir, se congeler en quelque sorte. L'anesthésie est alors absolue. L'opération terminée, enlevez le lien et pansez antiseptiquement.

Rappelons que *les vapeurs d'éther peuvent s'enflammer* si l'on a l'imprudence d'approcher une bougie allumée ou le fer rouge.

2° L'application d'un mélange de glace et de sel

donne aussi d'excellents résultats. On fait avec un morceau de gaze grossière un petit sac destiné à contenir le mélange. La glace est pilée et mélangée au sel de cuisine dans la proportion de deux parties de glace pour une partie de sel marin. On en remplit le petit sac qui est ensuite appliqué immédiatement sur l'orteil.

On a eu soin d'interrompre la circulation au moyen du lien de caoutchouc. En deux ou trois minutes, l'anesthésie est suffisante.

3° Depuis l'introduction de la cocaïne dans la thérapeutique chirurgicale on s'en est servi dans les opérations sur les yeux, sur la bouche, le pharynx, le larynx, les voies urinaires.

Je vous indiquerai seulement ce qui concerne l'anesthésie locale oculaire. Lorsqu'il s'agit d'extraire un corps étranger fiché dans la cornée, ou même de pratiquer une opération comme l'iridectomie, la cataracte..... on emploie le chlorhydrate de cocaïne pour anesthésier la région.

Une dizaine de minutes avant que le chirurgien intervienne, vous laisserez tomber dans l'œil quatre ou cinq gouttes de la solution de cocaïne 1 gr., 20 gr. d'eau distillée.

L'effet n'étant que momentané, vous pourrez renouveler l'instillation du liquide anesthésique.

**De l'anesthésie générale.** — *Accidents qui peuvent la compliquer.* — Il ne m'est pas possible de vous exposer avec tous les détails qu'elle comporte cette question si importante de l'anesthésie chirurgicale.

Je tiens seulement à vous faire connaître les points essentiels, ceux qui touchent le plus à la pratique.

*Historique.* — Il me paraît intéressant de vous dire quelques mots relatifs à l'histoire de cette découverte qui, avec l'antisepsie, a complètement révolutionné la chirurgie.

En 1795, Humphry Davy découvrit les propriétés hilarantes et anesthésiques du protoxyde d'azote.

Des essais pratiqués dans différents pays ne furent pas décisifs et l'anesthésie chirurgicale fut regardée comme une chimère. En 1828 Velpeau alla jusqu'à déclarer à l'Académie de médecine, que l'anesthésie devait être reléguée parmi les questions dont il n'y avait plus à s'occuper.

En 1844 Horace Wels, dentiste de Hartford (Amérique) reprit les recherches de Davy, réussit sur lui-même et sur plusieurs personnes, mais échoua dans une expérience publique : Il fut sifflé. Lorsque l'éthérisation fut découverte, il vint en Europe pour y faire valoir sa priorité, mais repoussé de toutes parts, accablé de chagrin et de misère, il revint en Amérique et se suicida en *s'ouvrant les veines dans un bain et en respirant de l'éther pour échapper à la douleur !*

En 1846, Jackson (de Boston) découvre les propriétés anesthésiques de l'éther, et Flourens en 1847, celles du chloroforme. Plus tard (1864) Cl. Bernard invente l'anesthésie mixte en associant la morphine au chloroforme, Paul Bert l'anesthésie par le protoxyde sous pression.

Nombreux sont les perfectionements apportés aujourd'hui à l'anesthésie, qui cependant mérite toujours la plus grande attention si l'on veut éviter quelque catastrophe.

Nous nous occuperons seulement de l'éther et du chloroforme.

*Mode d'action des anesthésiques.* — Comment agissent-ils ? Tout d'abord il n'est pas possible d'assimiler l'action de ces deux substances (1), mais ce qu'il y a de certain c'est que ce sont des poisons des centres nerveux (cerveau, moelle, bulbe). Dans une première période, leur action s'exerce surtout sur le cerveau et détermine la perte de connaissance, le sommeil. Bientôt les

(1) *Recherches expérimentales et comparatives sur l'action du chloral, du chloroforme et de l'éther. Arloing, Thèse de Lyon 1879.*

patients perdent le pouvoir de remuer les membres, et sont dans la résolution. A la suspension d'action des lobes du cerveau s'est ajoutée celle des centres moteurs.

3° C'est ensuite la sensibilité qui disparaît. Les piqûres, les incisions ne sont plus senties.

4° Si l'on prolonge l'emploi du chloroforme ou de l'éther on s'expose à paralyser les centres nerveux qui subsistent encore, ceux qui tiennent sous leur dépendance les mouvements du cœur et de la respiration, c'est-à-dire à déterminer la mort.

Nous croyons utile de placer sous les yeux du lecteur ces quelques indications extraites de la remarquable thèse de M. Arloing.

Les anesthésiques administrés par les cavités nasales (comme on le fait d'habitude) produisent *deux périodes d'excitation* : La *première* peut entraîner l'arrêt du cœur et de la respiration par un réflexe qui a son point de départ dans les branches nerveuses sensitives des voies respiratoires. La *seconde* consécutive à l'introduction des vapeurs dans le milieu sanguin n'est réellement dangereuse qu'avec le chloroforme.

*Après le début de l'anesthésie, l'éther présentera donc beaucoup moins de dangers que le chloroforme.*

*Dans l'intoxication chloroformique, le cœur meurt le dernier*, après s'être considérablement ralenti et affaibli. Par conséquent dans la chloroformisation avancée, la mort s'annoncera par l'arrêt de la respiration.

*L'empoisonnement par l'éther est remarquable :*
1° Par la précipitation et *l'arrêt brusque du cœur.*
2° Par *l'arrêt non moins brusque de la respiration* peu de temps avant la mort du cœur.

*Quels sont les malades que l'on ne doit pas endormir.* Ce sont évidemment *tous ceux dont les appareils circulatoire, respiratoire ou le système nerveux sont plus ou moins intéressés* Les cardiaques, les nerveux comme les sujets dont la respiration est profondément gênée sont particulièrement prédisposés aux accidents. Aussi faut-il toujours *ausculter* les malades avant de les endormir. Il est bien certain encore qu'il ne faut donner ni éther ni chloroforme aux individus plongés dans un *état de défaillance évidente* (hernies étranglées, broiements, chocs, dus à des accidents d'usine).

*Lorsque la température de ces sujets est abaissée* (36°), il ne faut pas songer à l'anesthésie. On sait, en effet, que les injections de morphine abaissent la température de 1 degré, et que l'inhalation de l'éther produit le même effet. *On s'exposerait* si l'on méconnaissait ces données, *à de véritables catastrophes puisque la température déjà basse descendrait encore de deux degrés.*

Losqu'une intervention est urgente sur un sujet atteint *d'emphysème, d'adhérences pleurales*, en un mot *d'affections chroniques du poumon* dont la conséquence est une dilatation du cœur droit on choisira *l'éther.*

*Le chloroforme* sera employé pour les lésions *cardiaques, aortiques ou mitrales,*

*Les jeunes sujets sont plus sensibles à l'action de l'éther qu'à l'action du chloroforme.* (Tripier-Arloing).

Cette plus grande sensibilité se traduit par des *arrêts très inquiétants de la respiration. — Aussi doit-on préférer le chloroforme à l'éther dans la chirurgie des enfants.*

On emploie l'éther de préférence dans les hôpitaux de Lyon; et comme vous le savez on fait habituellement, un quart d'heure avant l'anesthésie (par l'éther ou le chloroforme), une injection sous-cutanée d'une solution ainsi composée : Eau distillée, un gramme; Chlorhydrate de morphine, un centigramme; Sulfate d'atropine, un milligram.(1). Jamais cette injection ne doit être faite sur les enfants.

*Quelles sont les précautions à prendre* pour empêcher que ces poisons ne dépassent l'action bien-

(1) *Nouveau procédé d'anesthésie mixte*, Colombel. Th. Lyon 1884.

faisante qu'on leur demande et ne déterminent la mort?

C'est par une surveillance de chaque instant, *avant, pendant* et même *après* l'anesthésie, que l'on préviendra tout accident.

*a* — Le malade doit être à jeun. Je n'ai pas besoin d'insister sur ce détail dont vous connaissez l'importance.

Il ne faut pas endormir le malade assis sur une chaise. — Sans doute, vous avez vu enlever des tumeurs de la mâchoire, de la langue, sur des malades anesthésiés dans la position assise. Néanmoins il est préférable de se conformer à la règle habituelle.

Ce n'est qu'après avoir enlevé l'éther, lorsque le sang risque de tomber dans les voies respiratoires qu'il faut faire asseoir le patient.

Les vêtements doivent être largement délacés; du reste il est toujours mieux de dépouiller les patients de tout vêtement, au double point de vue de l'anesthésie et de l'asepsie.

S'agit-il de réduire une luxation, on veillera à ce que la poitrine ne soit pas comprimée par les liens contre-extenseurs.

Il y aura, placés à la portée de la main :

1° une pince pour saisir la langue;

2° un écarteur des mâchoires;

3° une pile à courants interrompus.

S'agit-il de cautérisations, on aura soin d'interposer un grand écran de carton entre le fer en ignition et le bonnet à éther.

Il importe enfin que l'appartement soit bien aéré.

Un aide donne l'éther, un autre surveille la *respiration*, le *pouls* et *l'état des pupilles*.

Il ne faut pas faire absorber brusquement l'anesthésique, on s'exposerait à provoquer une *syncope foudroyante*. Evitez les surprises et procédez par doses progressives. Lorsque l'on verse de l'éther ou du chloroforme, il faut avoir soin de ne pas inonder le visage du patient.

L'aide auquel est confiée la surveillance du pouls et de la respiration a une tâche importante à remplir.

Sent-il le pouls faiblir et se ralentir ou présenter quelques intermittences? il doit immédiatement avertir le chirurgien. Les mouvements respiratoires viennent-ils à s'arrêter en même temps que la face bleuit, et que les mâchoires se serrent, il faut immédiatement mettre en usage les moyens décrits plus loin.

*Dès que le malade ronfle il faut enlever l'éther ;* c'est encore ce que vous devez faire quand l'anesthésie est évidemment suffisante. Certains aides comprennent bien mal leur rôle en maintenant le bonnet du commencement à la fin d'une opération. *Ce n'est pas impunément que l'on fait pénétrer des doses aussi considérable d'éther dans le sang.* Il faut donc, dès que l'anesthésie est suffisante, la modérer ou la cesser tout à fait pour la reprendre s'il en est besoin.

A part le pouls et la respiration, il faut encore surveiller l'état des pupilles.

Dilatée tout à fait au début, la pupille se rétrécit quand l'anesthésie est complète, mais elle est encore sensible à la lumière. Au contraire, *quand on a trop donné d'anesthésique elle est dilatée et immobile* C'est un signe du plus fâcheux augure. Ajoutons enfin que *si le sang devient noir*, il faut prendre ses précautions.

Les accidents qui peuvent compliquer l'anesthésie sont les *vomissements*, la *syncope.*

Les vomissements surviennent même chez des individus à jeun, à plus forte raison chez ceux qui ont mangé malgré toutes les recommandations. Le malade fait des efforts, respire mal et peut très bien être asphyxié par les matières vomies si l'on n'a pas la précaution de le tourner sur le côté et d'aider avec le doigt à l'issue des matières.

La syncope par arrêt du cœur (chloroforme) seul ou accompagné d'arrêt respiratoire (éther) est un accident de la plus haute gravité. Il faut avoir présents à l'esprit les moyens de traitement à mettre en usage, car la moindre perte de temps peut être funeste. Faites donc immédiatement et dans l'ordre indiqué les manœuvres suivantes :

1° Enlever l'éther ou le chloroforme;

2° Ouvrir les mâchoires à l'aide de l'écarteur ;

3° Saisir et attirer la langue avec la pince ;

4° Attirer le malade sur le bord du lit; la tête pendante; lui souffleter le visage avec un linge trempé dans l'eau froide.

5° Faire immédiatement la respiration artificielle.

Cette dernière manœuvre, qui est capitale, doit être exécutée avec tout le soin que comporte le résultat que l'on attend (Voir syncope).

6° Un aide muni d'une seringue et placé à une certaine distance projette par saccades vigoureuses de l'eau fraîche dans les narines du sujet.

7° Pendant que s'accomplissent à la hâte ces divers mouvements, un aide est chargé d'appliquer le marteau de Mayor sur la région du cœur ;

8° Une autre personne a apporté la pile que l'on fait fonctionner en appliquant un des pôles sur un côté du cou (trajet du nerf phrénique) et l'autre au niveau du creux de l'estomac.

Les excitations électriques sont intermittentes et réglées sur les mouvements *inspiratoires* de la respiration artificielle. Le chirurgien est quelquefois obligé de faire la trachéotomie.

Il ne faut pas perdre patience; ce n'est quelquefois qu'au bout d'un temps assez long que l'on voit reparaître la vie.

Il n'est pas rare d'observer différents accidents après l'anesthésie. Tantôt ce sont des vomissements qui produisent des accidents de suffocation par pénétration des substances dans la trachée. Tantôt le sujet prend une syncope parce qu'il a la tête trop élevée, ou par suite de l'affaiblissement causé par l'hémorrhagie.

Il faut, en général, surveiller attentivement les

malades quelques instants après qu'ils ont été ramenés dans la salle. Si des accidents survenaient on recourrait aux moyens précédemment indiqués.

QUESTIONNAIRE (XIIIe CONFÉRENCE)

1° Comment fait on l'anesthésie locale? 1° avec l'éther, 2° avec le mélange réfrigérent.

2° Comment obtient-on l'anesthésie générale?

3° Quelle est l'action de l'éther et du chloroforme?

4° Comment survient la mort? 1° dans l'anesthésie par l'éther; 2° dans l'anesthésie par le chloroforme.

5° Quels sont les malades que l'on ne doit pas endormir?

6° A qui faut-il donner de préférence, l'éther ou le chloroforme?

7° Quelles précautions doit-on prendre avant, pendant et après l'anesthésie?

8° Quels accidents peuvent survenir?

9° Comment devez-vous les combattre?

---

## QUATORZIÈME CONFÉRENCE

### Vaccination

On désigne, comme on le sait, sous ce nom, la petite opération qui consiste à introduire dans l'organisme, au moyen de piqûres ou de scarifications un virus préservatif de la variole. — On emploie deux sortes de vaccin : l'un d'origine animale, l'autre recueilli sur l'homme. Rappelons que l'immortel Jenner se servit de pustules (cow-pox) prises sur des génisses.

*Nous donnons la préférence au vaccin animal*, En se servant de ce dernier, on est absolument certain d'inoculer un virus pur, tandis que l'on a signalé la transmission de maladies contagieuses graves d'une personne à une autre par l'intermédiaire du vaccin (Syphilis et peut-être aussi tuberculose). Tantôt le vaccin est conservé liquide dans des tubes capillaires fermés aux deux bouts à la cire, tantôt on le conserve à l'état pulpeux entre des plaques de verres.

Ces dernières ne doivent pas être ouvertes et laissées exposées à l'air, car elles courraient le risque d'être ainsi infectées et de déterminer des accidents phlegmoneux plus ou moins graves. La petite provision que l'on peut avoir à sa disposition doit autant que possible être épuisée toute entière dans la même séance. Pour le même motif on doit choisir exclusivement du vaccin frais.

En raison des traces que laisse cette petite opération, on la pratiquera de préférence sur les régions habituellement couvertes (bras, cuisses). On peut vacciner à tout âge, depuis la plus tendre enfance jusqu'à l'extrême vieillesse La manière de procéder est un peu différente, suivant que l'on se sert du vaccin en tube ou en plaquettes.

1° L'enfant étant prêt, la région choisie lavée à l'eau boriquée la lancette rapidement passée à la flamme de la lampe à alcool, après avoir brisé les deux extrémités du tube de verre on fait tomber (en soufflant par une extrémité du tube) une goutte de liquide qu'il contient dans la rainure de l'instrument. On pratique aussitôt sur chaque bras 2 ou 3 piqûres superficielles distantes de 6 à 8 millimètres l'une de l'autre. Il ne faut pas plonger la pointe trop profondément, car si la piqûre saignait, l'hémorrhagie pourrait entraîner le vaccin. On recharge la lancette suivant les besoins; on fait généralement 6 piqûres.

2° Lorsqu'on emploie la pulpe on procède par scarifications. Ce sont de petites raies, de véritables égratignures que l'on barbouille de pulpe vaccinale.

Tant que les points inoculés sont encore humides, il faut veiller à ce que les vêtements ne viennent, par le frottement, enlever le vaccin. On applique par dessus les piqûres un fragment de lint boriqué.

L'opération terminée, la lancette sera soigneusement lavée dans l'eau phéniquée à 50 p. 1000.

Vaccine-t-on plusieurs personnes dans la même séance? il faut pour chacune d'elle désinfecter soigneusement son instrument.

Quand l'inoculation a réussi, on voit, vers le troisième jour, se former, sur les points piqués, une sorte de tache rouge peu élevée, qui grossit ensuite et prend la forme d'un bouton vers le quatrième jour.

Le sixième, le septième et le huitième jour, le bouton paraît se remplir d'un liquide blanchâtre, en même temps qu'il s'entoure d'une zône rouge inflammatoire.

Ces différents symptômes locaux s'accompagnent quelquefois d'un peu de fièvre, et d'une légère douleur. Chez certains enfants on voit apparaître des boutons semblables sur d'autres parties du corps; c'est la preuve la plus éclatante de la pénétration du virus dans tout l'organisme.

Abandonnées à elles-mêmes, les pustules se recouvrent d'une croûte noirâtre en se desséchant; finalement il ne reste plus qu'une cicatrice gaufrée caractéristique.

Il peut arriver que, dès le second jour après la piqûre, le sujet éprouve des picotements, de la douleur et qu'il survienne du gonflement et de la suppuration. Ce n'est plus alors de la vaccine, mais de la *fausse vaccine*.

Quand on veut recueillir du vaccin sur un enfant que l'on sait être absolument sain et bien portant, on a tout avantage à se servir de tubes capillaires.

Vers le sixième ou septième jour, jamais avant, ni plus tard, on plonge l'extrémité d'un tube dans la partie blanche de la pustule. On le voit alors se remplir immédiatement de liquide, par le seul fait de la capillarité. La transparence, la viscosité, voilà les caractères du bon virus qui ne doit jamais être souillé par le pus ou le sang.

Nous ajouterons en terminant qu'il serait à souhaiter que l'on rendît obligatoires en France la vaccination et la revaccination. La variole est la seule maladie de laquelle nous puissions nous préserver presque à coup sûr ; pourquoi voit-on chaque année reparaître des épidémies meurtrières de petite vérole? Toute négligence à cet égard est donc impardonnable.

Une première vaccination est considérée comme mettant à l'abri de la maladie pendant six ou sept ans.

Ces chiffres n'ont rien de précis, aussi conseillons-nous aux personnes qui vivent en contact journalier avec les malades de ne pas attendre aussi longtemps avant de se faire revacciner.

### QUESTIONNAIRE (XIVe CONFÉRENCE)

1° Où prend-t-on le vaccin?
2° Comment vaccine-t-on ?
3° Quelle est la marche de l'inoculation vaccinale ?
4° Comment fait-on la cueillette du vaccin ?

---

## QUINZIÈME CONFÉRENCE

### Saignée.

La saignée générale ou plus simplement la saignée consiste dans l'ouverture d'une veine un peu volumineuse destinée à procurer, dans un but thérapeutique, l'évacuation d'une plus ou moins grande quantité de sang.

Cette opération abandonnée jadis à des barbiers, est cependant *assez délicate pour n'être confiée qu'à des personnes expérimentées.*

Moins souvent employée qu'autrefois, la saignée peut rendre de grands services dans certaines circonstances (congestion pulmonaire, cérébrale, éclampsie).

On choisit habituellement une veine très superficielle et volumineuse, comme on en rencontre au pli du coude, ou à la jambe.

Bien que la disposition du réseau veineux superficiel soit variable, les veines reproduisent généralement à la partie antérieure du pli du coude une sorte d'M majuscule grossier. Trois veines principales, l'une en dedans (cubitale), l'autre en dehors (radiale), la troisième (médiane), communiquent entre elles par l'intermédiaire de deux branches divergentes comme celles d'un Y. Partant de la veine médiane, celles-ci se dirigent obliquement l'une en dedans (veine médiane basilique), l'autre en dehors (veine médiane céphalique) pour rejoindre les veines latérales, cubitale et radiale.

Recouvertes seulement par la peau, séparées des parties profondes par du tissu cellulo-graisseux ces veines offrent des rapports fort importants à connaître. Tandis que la radiale et la médiane céphalique peuvent être ouvertes en toute sécurité, *la médiane basilique n'est séparée de l'artère humérale que par une lame aponévrotique* (expansion du tendon du biceps). L'instrument est-il plongé trop profondément? on peut traverser la veine, l'aponévrose et blesser l'artère. Pour ce motif nous proscrivons la saignée sur la basilique et *nous choisissons la veine médiane céphalique*. A vrai dire, cette proscription ne peut être considérée comme absolue, car un chirurgien exercé aura toujours la main assez sûre pour éviter l'accident dont nous parlons.

Ajoutons qu'il faut toujours explorer avec soin la région afin de savoir si l'artère humérale n'occupe pas une situation anormale et ne se trouve pas en dehors comme cela se présente quelquefois.

Le choix du bras est indifférent.

Le malade étant couché, débarrassé de tout vêtement gênant, on lavera les téguments, à la brosse et au savon, puis au sublimé à 1/1000. Un lien fortement serré est ensuite appliqué à la partie moyenne

8

du bras. Suffisant pour s'opposer au retour du sang vers le cœur et distendre les veines, il ne doit pas être assez compressif pour arrêter les battements du pouls. Dans ce but, on prend une bande étroite longue d'un mètre. Déroulée complètement, son milieu est appliqué sur la face antérieure externe du bras, les deux extrémités portées en arrière sont croisées puis râmenées en avant et nouées à l'aide d'une simple boucle ou rosette. Il suffit de tirer l'un des chefs pour relâcher immédiatement la ligature. Pour augmenter encore la distension des veines on donne un objet quelconque au malade, en lui recommandant de le serrer vigoureusement dans la main.

La turgescence des vaisseaux jugée suffisante, on procède a l'opération : De la main gauche on embrasse le coude du patient par sa partie postérieure et externe et le fixe aussi solidement que possible en mettant le pouce en avant et les quatre doigts à la partie postérieure. La peau du pli du coude est ainsi tendue par les extrémités des doigts ; le pouce sera appliqué sur la veine au-dessous du point où elle sera piquée, emprisonnant ainsi entre lui et la ligature une petite colonne de sang.

La lancette (à grain d'orge) soigneusement désinfectée dans la solution phéniquée à 50/1000 est tenue de la main droite dont les trois derniers doigts prennent un point d'appui sur la face antérieure de l'avant-bras. La pointe est alors plongée doucement, obliquement dans le vaisseau. Une petite gouttelette de sang vient sourdre sur la lame ; celle-ci retirée, le sang jaillit aussitôt que le pouce de la main gauche cesse son rôle de compresseur.

Un vase gradué est destiné à recueillir le sang dont la quantité ne doit guère s'élever au-dessus de 400 à 500 grammes.

Lorsque l'on veut interrompre la saignée on supprime la ligature posée sur le bras en même temps que l'on applique le pouce sur la plaie. Après un lavage rapide au sublimé, on applique un pansement un peu compressif et antiseptique. On aura soin de placer l'avant-bras dans la demi flexion et de le faire tenir en écharpe pendant deux jours au moins.

Certains accidents peuvent compliquer cette opération si simple ordinairement. Nous ne parlerons pas de l'*ecchymose* ni de l'accumulation du sang au-dessous de la peau (*thrombus*), qu'un pansement bien fait ne tarde pas à faire disparaître. Par contre, on a vu des *blessures de l'artère humérale* faciles à reconnaître à l'apparition d'un jet de sang rouge vif, très fort, intermittent. En pareil cas, il faut immédiatement établir la compression au moyen d'un tampon de coton, ou d'un bouchon de liège roulé dans de la gaze antiseptique, et faire élever le bras : On comprime l'humérale et si cela ne suffit pas la sous-clavière. La présence d'un chirurgien est le plus souvent nécessaire.

C'est une *erreur* souvent rééditée que la croyance qu'une *flexion forcée de l'avant-bras peut assurer l'hémostase.* Il n'en n'est rien comme l'a indiqué M. L. Tripier; il ne faut pas compter sur ce moyen mais recourir à ceux que nous signalons.

Si le malade était pris de *syncope*, on emploierait aussitôt les moyens que nous avons indiqués.

Terminons en disant que si les précautions antiseptiques étaient négligées on pourrait voir survenir diverses complications telles que l'*érysipèle*, la *lymphangite*, la *phlébite*. Nous proscrivons la saignée du cou (sur la jugulaire externe) ; quant à celle du pied nous, pensons qu'elle peut être pratiquée à défaut de celle du coude.

On favorise la distension veineuse non seulement par une ligature sur la jambe mais encore par des mouvements, et un bain de pied chaud. On choisira la veine la plus volumineuse, généralement la saphène interne. Il est bien entendu que l'on prendra ici les précautions antiseptiques dont il a été question plus haut. Les anciens faisaient dans certains cas la saignée sur les artères.

*Des sangsues.* — La sangsue est utilisée comme

vous le savez pour faire des saignées locales ou en d'autres termes pour tirer du sang sur une partie quelconque du corps.

Allongé, obtus en arrière, rétréci graduellement en avant, formé de 98 segments courts, égaux, très distincts, saillants sur les côtés, cet animal présente vers la bouche un appareil qui ressemble à une ventouse pourvue de trois scarificateurs. Ce sont en effet trois petites mâchoires finement découpées en dents aiguës : c'est à cette disposition qu'est due la forme étoilée, particulière des morsures de sangsues.

On emploie seulement deux espèces de sangsues : la *sangsue verte* ou officinale et la *sangsue grise* ou médicinale. Elles sont conservées dans de la terre argilo-siliceuse, humide et recouverte de mousse mouillée. Peut-on les faire servir plusieurs fois? Sans doute quand elles ont dégorgé, elles mordent de nouveau. Cependant je suis opposé à cette pratique; elle expose à la transmission de maladies contagieuses. J'ai vu mourir un individu de gangrène gazeuse après l'appplication de trois sangsues sur la hanche(1). J'en ai lu un autre cas dans un journal étranger. Il est donc nécessaire de n'employer que des animaux purs, aseptiques, qui n'ont encore été en contact avec aucun malade.

Les sangsues peuvent être appliquées sur tous les points du corps; toutefois, comme elles laissent des cicatrices, on choisira de préférence des régions un peu cachées. — Il importe d'éviter les veines superficielles.

La peau préalablement rasée, savonnée et lavée avec de l'eau tiède sera essuyée. Puis les sangsues roulées un instant dans un linge sec sont placées dans un verre ordinaire que l'on applique sur la peau. Peu à peu, l'une après l'autre, elles mordent et se fixent solidement. On peut encore se servir

(1) Observation publiée par M. Mondan, *Lyon Médical*, 1876.

d'un tube de verre, d'une carte roulée, mais on ne peut ainsi faire mordre qu'une sangsue à la fois.

Elles se gorgent de sang pendant un demi-heure ou une heure (3 à 10 grammes chacune), puis se détachent et tombent spontanément. Il est nécessaire de les *surveiller* pendant ce laps de temps car elles pourraient pénétrer dans des orifices voisins (bouche, anus, vagin.....).

Dans certains cas on laisse un peu saigner les plaies ; la plupart du temps il faudra laver avec une solution de sublimé 1 /1000 et appliquer un peu de lint boriqué ou de pengawar aseptique pour arrêter l'hémorrhagie.

Les morsures laissent des traces très apparentes mais qui s'atténuent au bout de quelques jours.

**Des Ventouses.** — On donne le nom de ventouse à de petits récipients en forme de cloche que l'on applique sur les diverses parties du corps et dans lesquels on fait le vide de manière à soustraire à la pression atmosphérique la portion de peau qui se trouve comprise dans l'ouverture du vase. On détermine ainsi une aspiration, une succion sur les téguments qui se boursouflent et deviennent violets, congestionnés. Quelquefois on exagère encore l'effet obtenu en scarifiant les parties ainsi soumises à l'action des ventouses. De là deux sortes de ventouses : *sèches* et *scarifiées*.

On se sert dans les hôpitaux d'ampoules de verre très solides à goulot large et très court. Un verre à bordeaux pourrait rendre les mêmes services ; plusieurs moyens peuvent arriver à produire le vide, à chasser l'air de la ventouse.

*A*. On place l'ouverture de l'ampoule au-dessus de la flamme de la lampe à alcool en coiffant pour ainsi dire la mèche pendant quelques secondes, puis la ventouse est immédiatement appliquée.

*B*. Le vide est encore produit en plaçant un peu de papier enflammé dans l'intérieur de la ventouse.

*C*. Une petite bougie dite veilleuse est placée sur

la peau et allumée puis recouverte par la ventouse. La mèche s'éteint presque aussitôt mais elle a eu le temps d'échauffer suffisamment l'air pour que la ventouse prenne.

On peut appliquer une trentaine de ventouses à la base de la poitrine, le chiffre moyen est de 10 à 12. Elles se détachent spontanément au bout de 15 minutes environ; lorsqu'on veut les enlever il suffit de déprimer un peu la peau sur le bord du vase de manière à laisser pénétre l'air extérieur.

Différents systèmes de ventouses ont été proposés. Telles sont celles de Blatin et de Capron. Les premières sont en caoutchouc vulcanisé à parois très épaisses et présentant un orifice circulaire maintenu rigide par un fil métallique caché dans son épaisseur. Le corps de la ventouse comprimé entre les doigts, puis relâché, reprend sa forme à cause de l'élasticité du caoutchouc et aspire la peau. Quant aux ventouses de Capron, elles ont la forme d'une ventouse ordinaire, mais le vide est fait dans leur intérieur au moyen d'un robinet et d'une pompe aspirante. Charrière a simplifié les choses en surajoutant à une ventouse de verre ordinaire une poire en caoutchouc dont l'ampliation produit le vide.

On se sert beaucoup en ophtalmologie de la ventouse Heurteloup.

Les ventouses de Junod sont de grands récipients destinés à être appliqués sur des surfaces très étendues (bras, jambe). Ce sont des cylindres ou des bottes de cuivre fermées à une de leurs extrémités, ouvertes à l'autre et pourvues à ce dernier endroit d'une manchette de caoutchouc souple destinée à s'appliquer exactement sur le membre. Celui-ci étant introduit dans l'appareil on fait le vide au moyen d'une pompe aspirante adaptée à la ventouse.

C'est un puissant instrument de dérivation. On ne doit l'employer qu'avec les plus grands ménagements; si le vide était fait trop rapidement on on exposerait le patient à la syncope.

2° *Les ventouses scarifiées* sont celles qui sont appliquées sur la peau après que celle-ci a été d'abord soulevée par une ventouse sèche puis incisée, scarifiée. On obtient ainsi à la fois de la révulsion et une véritable saignée locale comparable à celle que déterminerait une application de sangsues.

On doit laver à la brosse, au savon avec la solution de sublimé à 1/1000 la région où doivent être faites les scarifications. Une première application de ventouses sèches congestionne la peau et fixe le siège et l'étendue des incisions. Celles-ci étant faites au rasoir ou à la lancette on réapplique immédiatement les ventouses. Le sang est aspiré jusqu'à ce qu'il y ait équilibre entre la pression extérieure et celle de la ventouse. Ces dernières se détachent alors d'elles-mêmes.

On lave alors les petites plaies avec la solution de sublimé et l'on pratique un pansement antiseptique.

C'est à cause de la difficulté qu'il y a à les maintenir propres, aseptiques, que nous rejetons l'emploi des scarificateurs mécaniques.

### QUESTIONNAIRE (XV^e^ CONFÉRENCE)

1° Où pratique-t-on la saignée ?
2° Comment doit-on la faire?
3° Quelles précautions faut-il prendre pour éviter tout accident ?
4° Comment doit-on appliquer les sangsues ?
5° Indiquez le mode d'emploi des ventouses sèches ? des ventouses scarifiées ?

---

## SEIZIÈME CONFÉRENCE

### Injections sous-cutanées (hypodermiques)

Au lieu d'administrer certains remèdes par la bouche, il est quelquefois préférable de les faire pénétrer dans l'organisme en les injectant sous la peau. On obtient ainsi très rapidement les effets que l'on attend de l'emploi de ces médicaments.

*Règle générale vous ne devez jamais faire d'injections sous-cutanées (ou hypodermiques) quelles qu'elles soient sans l'autorisation préalable ou l'ordonnance du chef de service.*

Comme vous le savez, on se sert généralement pour pratiquer cette petite opération d'une petite seringue munie d'une aiguille tubulée. Contenant *un gramme* de liquide, la seringue de Pravaz est pourvue d'un piston gradué de façon à ce que l'on puisse se rendre compte de la quantité injectée. Chacune des *20 divisions* représente à peu près une *goutte*. Quelquefois même une rondelle métallique, un curseur mobile sur la tige du piston permet de limiter d'avance votre injection.

L'aiguille tubulée comme le corps de pompe doivent être maintenus dans un état d'asepsie parfaite. Il faut veiller à désinfecter soigneusement l'instrument tout entier lorsqu'on s'en est servi pour un malade atteint d'une maladie infectieuse. sinon l'on s'exposerait à la transmettre. On se servira, pour l'asepsie, de la solution phéniquée à 50 p. 1000, laissant de côté le sublimé qui altère les instruments. A défaut d'autres moyens le flambage rapide à l'alcool doit être utilisé, mais on court le risque de détremper l'acier. Pour maintenir la perméabilité de l'aiguille on laissera un fil d'argent à son intérieur.

L'injection peut être faite partout sauf au visage, au cou, et dans les points où la peau est très épaisse (mains, pieds). Il faudra éviter les veines superficielles.

La manière de faire la piqûre est fort simple. De la main gauche on pince la peau en la soulevant tandis que de la main droite on enfonce l'aiguille à la base du pli, assez profondément pour que la pointe soit facilement mobile sous la peau. Lorsque l'on est bien sur d'être ainsi *au-dessous* de la peau, on fixe la seringue sur l'aiguille et l'on pousse l'injection. Cette façon de procéder en deux temps permet de s'assurer que l'aiguille n'a pas pénétré dans une veine. Cependant le plus souvent la seringue est armée de l'aiguille et l'on fait l'injection en un seul temps. Toutes les fois que l'on verra se former une tuméfaction semblable à une plaque d'urticaire au niveau du point piqué, on pourra être certain que la piqûre a été mal faite et n'a pas pénétré assez profondément. Le liquide reste dans l'épaisseur de la peau et détermine à la fois une douleur très vive et le gonflement signalé plus haut. — Voici la composition des solutions employées le plus souvent.

1° Injections sous cutanées de morphine : Eau distillée 20 grammes; Chlorhydrate de morphine 0.20 centigrammes.

La seringue contient un gramme; on injecte chaque fois 0.01 centigramme de morp' ine. Il faut avoir autant que possible une solution fraîche, car elle s'altère très rapidement. Evitez d'abuser de ce médicament. *Ne jamàis l'administrer à des enfants.*

2° Injection sous-cutanée d'Aubert, pour favoriser l'anesthésie par le chloroforme ou l'éther.

Eau distillée : 1 gramme.
Chlorhydrate de morphine : 1 centigr.
Sulfate d'atropine : 1 milligr.

Elle doit être faite un quart d'heure avant le début de l'anesthésie. Bien entendu, il ne faut pas en user quand il s'agit des enfants.

3° On se sert fréquemment pour combattre les syncopes consécutives au choc opératoire, aux hémorrhagies et d'une façon générale les états de collapsus (défaillance, hernies étranglées, brûlures étendues, empoisonnements) d'injections sous-cutanées d'éther.

On retirera le plus grand avantage de l'emploi de ce médicament, que l'on peut administrer à doses rapides et assez élevées (quatre ou cinq injections faites coup sur coup).

4° Au lieu d'administrer la poudre d'ergot de seigle on préfère recourir dans certains cas d'hémorrhagies utérines à l'injection sous-cutanée de l'ergotine.

La formule habituelle est la suivante :

Ergotine, 2 gr.

Glycérine, 15 gr.

Hydrolat de laurier cerise, 15 gr.

On injecte de 0.50 centigr. à 4 gr. d'ergotine.

On peut encore employer la solution titrée d'ergot ou d'ergotine qui représente son poids d'ergot; chaque injection fait pénétrer 1 gr. d'ergot dans l'organisme.

### QUESTIONNAIRE (XVIe CONFÉRENCE)

1° Qu'entend-on par injections hypodermiques?

2° Comment les pratique-t-on?

3° Indiquez les doses habituelles de la morphine? De l'ergotine? de l'éther?

4° Peut-on faire ces injections chez tous les sujets indifféremment.

---

## DIX-SEPTIÈME CONFÉRENCE

### Révulsion.

Faire révulsion signifiait d'après les idées anciennes, détruire le mal, l'attirer au dehors, dans une partie où sa présence pourrait être moins nuisible. Admettons cette définition, n'insistons pas sur les diverses opinions émises au sujet du mode d'action des révulsifs et voyons immédiatement leur mode d'emploi.

On distingue plusieurs sortes de révulsifs. Les uns déterminent seulement une coloration rouge et douloureuse de la peau avec un léger gonflement qui disparaît plus ou moins rapidement (rubéfiants). Les autres, au contraire, donnent lieu à des phlyctènes, des cloques semblables à celles produites par les brûlures au deuxième degré *(vésicants)*.

*I.* — Les *frictions* sèches ou avec des liquides excitants (essence de térébenthine, alcool camphré....) peuvent amener un certain degré de rubéfaction. On utilisera la plupart du temps la farine de moutarde, les sinapismes.

Pour préparer un *sinapisme*, il suffit de délayer la farine de moutarde dans de l'eau froide. Il se produit dans ces conditions une essence irritante qui détermine une rubéfaction très vive accompagnée d'une sensation de cuisson très prononcée.

C'est ainsi que l'on prépare les bains de pied sinapisés (une poignée de farine de moutarde dans deux ou trois litres d'eau).

Il est plutôt nuisible d'ajouter du vinaigre à l'eau destinée à humecter la moutarde : il ne faut pas non plus employer de l'eau chaude, car on empêcherait ainsi l'essence de se développer. Lorsque l'on veut produire une rubéfaction légère on se contente de saupoudrer de farine de moutarde la surface d'un cataplasme de farine de lin : c'est ce qui constitue le *cataplasme sinapisé*.

Veut-on obtenir un effet plus marqué, on place la farine de moutarde humide entre deux linges fins ou encore entre trois ou quatre feuilles de tarlatane (ou cingalette).

Ce sinapisme possède une action plus marquée que le précédent.

Les *papiers Rigollot* ne sont pas autre chose que des carrés de papier recouverts de farine de moutarde sur une de leur faces. Il suffit de les humecter avant de les appliquer.

Utiles dans les cas de douleurs rhumatismales, dyspnée, chez les malades défaillants ou privés de connaissance. Il faut *se méfier de leur emploi* chez les *albuminuriques*, les *diabétiques* et les *paralytiques*. Dans ces différentes circonstances la peau est douée d'une résistance faible en raison de l'état général, si bien qu'au lieu d'une rubéfaction on pourrait avoir de la gangrène.

Parmi les révulsifs légers, à côté des rubéfiants,

nous rangerons encore les substances suivantes :

1° *Teinture d'iode.* — Tout le monde sait que les badigeonnages de teinture d'iode rendent d'appréciables services dans les affections articulaires et pulmonaires. Dans ce dernier cas on les pratique surtout au-dessous des clavicules ; ils peuvent être répétés aussitôt que l'épiderme touché a desquamé.

Contrairement à ce que l'on pourrait supposer, la teinture d'iode à haute dose, concentrée, appliquée pendant un certain temps, pénètre profondément dans les tissus. Non seulement le tissu cellulo-graisseux sous-cutané, mais les lames aponévrotiques, les os, et la moelle osseuse elle-même sont atteints par cette substance. Son action est donc véritablement énergique et efficace lorsqu'il s'agit par exemple de maladies osseuses, articulaires ou viscérales. Il ne faut employer que de la *teinture d'iode fraîche*, sinon l'on pourrait observer des cloques et même des lésions assez profondes.

2° *Huile de croton tiglium.* — Quelques gouttes d'huile de croton sur un tampon de coton passé à plusieurs reprises dans les creux sous-claviculaires déterminent rapidement un certain degré de rougeur accompagné du développement de nombreuses petites vésicules. C'est un excellent moyen de révulsion chez les tuberculeux pulmonaires.

3° *Thapsia.* —L'emplâtre de thapsia doit ses propriétés irritantes à la résine extraite des racines du thapsia garganica.

A part la rougeur de la peau, il produit une éruption de vésicules miliaires très nombreuses.

Si l'application est trop prolongée on peut avoir une surface ulcérée, suppurante, à laquelle peuvent succéder des cicatrices fort disgracieuses.

Pour éviter cet inconvénient, il faut l'enlever au bout de deux ou trois heures, dès qu'il y a de vives démangeaisons.

*Vésication.* — La vésication consiste à produire sur la peau le soulèvement de l'épiderme et la formation de phlyctènes.

Les substances susceptibles de la déterminer sont fort nombreuses : les plus employées sont l'eau chaude, l'ammoniaque, la poudre de cantharides.

1° Une compresse trempée dans de l'eau bouillante ou très chaude puis appliquée sur la peau peut déterminer la vésication (brûlures au 2e degré). Mais le plus souvent on se sert du *marteau de Mayor* pour arriver à ce résultat.

Un marteau, ou tout autre objet métallique trempé dans l'eau bouillante pendant un instant, est rapidement essuyé, puis placé pendant quelques secondes dans la région du cœur.

Le contact brusque de cette température élevée détermine une impression nerveuse violente suffisante quelquefois pour ramener à la vie certains malades en état de syncope. C'est un excellent moyen.

Quand on veut être sûr de ne pas dépasser la vésication, il suffit d'interposer un linge entre la peau et le marteau et de ne pas prolonger le contact pendant plus de quatre ou cinq secondes. On réitère la manœuvre aussi souvent que cela paraît nécessaire.

2° *L'ammoniaque liquide* très concentré détermine rapidement la vésication.

Il suffit, pour obtenir cet effet, d'appliquer sur la peau une petite compresse ou une rondelle de linge épais imbibée d'ammoniaque et recouverte d'une toile imperméable pour empêcher l'évaporation. Il suffit d'une demi minute.

Malheureusement l'ammoniaque, comme aussi la pommade à l'ammoniaque (pommade de Gondret) ne sont pas toujours fidèles ; aussi préfère-t-on habituellement l'emploi des *vésicatoires à la cantharide*.

3° Comme vous le savez, les vésicatoires ordinaires doivent leurs propriétés à la poudre de cantharide (insectes de la famille des coléoptères desséchés puis pulvérisés).

Taillé suivant les dimensions que l'on désire lui donner, l'emplâtre vésicant est recouvert de plusieurs couches de linge, puis maintenu en place par un bandage de corps. Généralement son action est complète au bout de douze heures.

Au moment où on l'enlève, de grandes précautions sont nécessaires pour ne pas faire souffrir le malade. Ce qui arrive infailliblement si l'on arrache brutalement le vésicatoire. A ce point de vue, il n'est pas indifférent d'avoir *auparavant rasé les poils*, s'il s'en trouvait quelques-uns. On déchirera les phlyctènes avec précaution au moyen d'épingles ou de ciseaux aseptiques. La sérosité étant écoulée on recouvrira toute la région d'un large morceau de diachylon. Quelques pièces de linge maintenues en place par un bandage serviront à absorber la sérosité qui continue à s'écouler pendant deux ou trois jours. Ce pansement sera renouvelé en moyenne une fois par jour. Le vésicatoire est sec, comme on le sait, au bout de quatre ou cinq jours.

Dès que l'épiderme est reformé on peut réitérer l'application d'un révulsif sur le même endroit.

Les vésicatoires ont le *grand inconvénient de déterminer des phenomènes d'inflammation souvent fort pénibles du coté des voies urinaires* (cystite cantharidienne). Pour empêcher cet accident on est dans l'habitude de saupoudrer de camphre ou d'éther camphré la surface du vésicatoire avant de l'appliquer. On a encore conseillé l'interposition d'un fin papier huilé entre le révulsif et la peau. Cela n'empêche nullement ses effets et permet surtout de l'enlever plus facilement. Quoiqu'il en soit, ces divers moyens ne sont pas absolument sûrs. Il est préférable de recourir à d'autres révulsifs (rubéfiants, teinture d'iode...) lorsqu'il s'agit de sujets atteints de maladies des voies urinaires (néphrites, cystites...) Il faut aussi *redouter l'effet des vésicatoires* chez les *albuminuriques*, les *diabetiques* et les *diphtéritiques*. On ne les appliquera pas non plus sur les *membres paralysés*. Dans ces diverses circonstances, des complications graves (gangrène) pourraient être la conséquence d'une telle imprudence.

On cherche quelquefois à obtenir la permanence de la révulsion en pansant la surface dénudée avec une pommade irritante (pommade au garou) qui entretient la suppuration. Mieux vaut répéter la révulsion sous forme de vésicatoires volants que de s'exposer, en employant les pommades irritantes, épispastiques, à des accidents de toutes espèces (érysipèle, phlegmon, cicatrices...).

Pour le même motif l'emplâtre stibié, qui produit quelquefois des cicatrices extrêmement difformes, est de plus en plus laissé de côté.

### QUESTIONNAIRE (XVIIe CONFÉRENCE)

1o Quels sont les différents moyens de révulsion?

2o Comment prépare-t-on les sinapismes?

3o Indiquez le mode d'emploi de la teinture d'iode? de l'huile de croton? du thapsia?

4o Qu'est-ce que le marteau de Mayor?

5o Comment obtient-on la vésication?

6o Comment doit-on appliquer les vésicatoires?

7o Quelles sont les précautions à prendre dans l'emploi des révulsifs?

---

## DIX-HUITIÈME CONFÉRENCE

### Cautérisation.

C'est une opération par laquelle on détruit l'organisation dans une partie des tissus, au moyen du calorique, des agents chimiques ou encore de l'électricité.

On se propose différents buts en pratiquant la cautérisation, les principaux sont les suivants :

1o *Révulsion* (affections articulaires, tuberculose pulmonaire);

2° *Destruction* et ablation de tissus de mauvaise nature (tumeurs malignes, fongosités);

3° *Arrêt d'hémorrhagies* ou hémostase;

4° *Etablissement d'adhérences* inflammatoires entre des organes situés profondément et les parties superficielles (ouverture des abcès du foie par la méthode de Récamier).

5° Jadis on l'utilisait largement *pour se mettre à l'abri des complications infectieuses* des plaies.

On distingue deux sortes de cautérisation, *actuelle* ou *potentielle*.

La *cautérisation actuelle* est déterminée par des corps à l'état d'ignition, ou chargés de calorique. Exemples : fer rouge, thermocautère, moxa.

La *cautérisation potentielle* résulte de l'emploi de substances chimiques capables de détruire les tissus.

L'*électricité* peut nous fournir ces *deux sortes* de cautérisation. On peut rapprocher en effet de la cautérisation actuelle, la galvano-caustique thermique (fil métallique, couteau rougi par un courant électrique). Quand à la galvano-caustique chimique ou électrolyse, elle désorganise les éléments des tissus par suite des propriétés chimiques du courant galvanique.

Ce serait sortir du cadre que nous nous sommes imposé que de vouloir traiter des indications et de l'emploi du fer rouge, du thermocautère Paquelin ou encore de la galvanocaustique et de l'électrolyse.

Nous dirons cependant que le fer rouge rayonnant beaucoup, est généralement choisi lorsqu'il s'agit d'obtenir un effet modificateur à distance (pointes de feu péri-articulaires). Par contre le Paquelin est choisi lorsque l'on ne désire pas ou même si l'on redoute tout rayonnement de calorique. Rappelons que depuis Pouteau, Bonnet, Philippeaux, Valette, sont autant de noms lyonnais qui se rattachent à l'histoire chirurgicale de la cautérisation. Leurs préceptes ont sans doute été remaniés considérablement depuis l'introduction de la méthode antiseptique; il ne serait pas moins très intéressant de vous les rappeler si nous n'étions ainsi obligé de délaisser notre but pour la chirurgie générale.

Etudions donc seulements les propriétés des substances caustiques que vous pourriez être appelés à manier.

*Caustiques.* — Les caustiques ne constituent plus comme autrefois des préparations à propriétés mystérieuses et dont la composition était soigneusement cachée par les inventeurs.

Leur usage est du reste bien restreint depuis la découverte de l'antisepsie.

Avec Bonnet et Philippeaux divisons-les en trois classes : *acides, alcalins, métalliques.*

1° Parmi les *caustiques acides* les plus usités aujourd'hui sont les acides acétique, citrique, chromique.

L'acide *acétique* (vinaigre blanc) comme l'acide *citrique* (jus de citron) donnent les meilleurs résultats employés en badigeonnages dans les cas de diphthérie.

L'acide *chromique*, très énergique, deshydrate les tissus et forme une eschare sèche, brune.

Il importe d'être prévenu qu'il peut s'enflammer à l'air. On se servira d'un petit pinceau ou mieux d'un fragment de bois, d'une allumette pour en laisser tomber deux ou trois gouttes sur les tissus que l'on veut détruire.

Le caustique *sulfo-safrané* (acide sulfurique et safran) peut être utilisé pour cautériser une plaie venimeuse. L'action de ce caustique est difficile à délimiter.

2° Parmi les *caustiques alcalins*, les deux principaux sont *la potasse* et la *pâte de Vienne.*

La *potasse* (comme la soude) est déliquescente; appliquée à l'état solide (sous forme de pastille) elle se ramollit et diffuse en formant au bout de 6 heures une eschare comprenant toute la peau et deux fois plus étendue que la surface mise en contact avec la pastille. Grisâtre, gélatineuse, l'eschare peut laisser suinter un peu de sang. *La potasse* est donc un *caustique fluidifiant* et non coagulant comme les précédents.

La manière de l'employer est fort simple. On applique sur la peau un morceau de diachylon percé d'un orifice de la dimension de la pastille : cette dernière, mise en place, est entourée d'une petite couronne de charpie, de coton ou de lint boriqué, puis maintenue en place par une pièce de diachylon beaucoup plus large que la première. De cette manière, on empêche la pastille de glisser et l'on prévient la diffusion exagérée du caustique.

La cautérisation faite, on pansera avec un peu de poudre d'iodoforme et d'acide borique pendant toute la période d'élimination de l'eschare et de cicatrisation.

*La poudre de Vienne* est un mélange à parties égales de potasse et de chaux vive.

On transforme la poudre en pâte de consistance ferme au moyen d'une très petite quantité d'alcool : elle sera appliquée à l'aide d'une spatule en couche de 1 à 2 millimètres d'épaisseur au plus. L'eschare, rapidement produite, est un peu plus large que la surface recouverte par le caustique. Au bout d'une demi-heure, la peau entière peut être détruite dans toute son épaisseur. Il faut, comme précédemment, protéger les parties voisines au moyen du diachylon. Habituellement, quand on suppose l'effet produit (8 à 10 minutes), on enlève ce qui peut rester et *on lave à l'eau vinaigrée* pour neutraliser complètement le surplus du caustique.

L'eschare est grisâtre, gélatineuse, et s'élimine assez lentement.

*Le caustique de Filhos* n'est pas autre chose que la pâte de Vienne solidifiée, contenue dans des tubes de plomb ou de gutta percha. On taille ces tubes au canif et l'on applique la pointe sur la surface à cautériser.

3e *Des caustiques métalliques*, les uns ne produisent qu'une cautérisation superficielle (ils sont dits *cathérétiques*), les autres détruisent profondément les tissus.

A. *Caustiques métalliques légers (cathétériques).* — Vous savez tous que le *nitrate d'argent* employé sous forme de crayons (pierre infernale) sert à réprimer les bourgeons exubérants, à modifier les tissus de mauvaise nature (ex. ..fongosités) et à cautériser certaines manifestations de la syphilis (plaques muqueuses buccales, du pharynx) ainsi que les érosions du col de la matrice.

Lorsqu'on l'emploie dans des régions délicates, dangereuses, on se sert d'eau salée pour neutraliser le surplus du caustique. Il se forme alors un chlorure d'argent qui est complètement inoffensif. C'est ainsi que dans la conjonctivite blennorrhagique, l'ophtalmie des nouveaux-nés, après avoir touché les culs de sacs conjonctivaux avec un pinceau imbibé de la solution de nitrate ou même quelquefois avec le crayon on doit avoir soin de *laver soigneusement toute la région avec de l'eau salée.*

La solution la plus employée est ainsi formulée : (Eau distillée, 30 gr. ; nitrate d'argent, 0.10 à 0.20 centigr.

Le *sulfate de cuivre* (pierre bleue) est largement utilisé en chirurgie oculaire : surtout dans les cas de granulations de la conjonctivite (trachômes.)

On se sert fort peu à Lyon du *beurre d'antimoine* (ou chlorure d'antimoine) dont l'action est analog à celle de la pâte de Canquoin.

Le *nitrate acide de mercure* est liquide et cautérise plus activement. On ne l'emploie guère que sur des tissus peu disposés à l'absorption, à cause de la possibilité d'accidents d'intoxication mercurielle (cautérisations du col de l'utérus, plaques muqueuses....).

L'*acide arsénieux* entre dans la composition d'un grand nombre de caustiques, les plus connus sont : les pâtes de Fuchs, de frère Côme et de Rousselot.

On a admis pendant quelque temps une action spéciale, élective de l'acide arsénieux sur les éléments du cancer. Le caustique irait pour ainsi dire chercher et détruire les racines du mal. Il n'en n'est malheureusement rien. Sans doute il possède une grande puissance, mais il offre d'autre part certains dangers démontrés par la clinique (accidents d'empoisonnement). Aussi lui avons-nous toujours vu préférer à Lyon le chlorure de zinc mélangé à la farine, ou *pâte de Canquoin.*

Celle-ci tient le premier rang parmi les caustiques chimiques.

Plus ou moins forte suivant la proportion du mélange, (une, deux, trois parties de farine pour une de chlorure de zinc). C'est un coagulant par excellence. Combien de fois ne l'avez-vous pas vu employer pour arrêter les hémorrhagies venant de tumeurs inopérables? Comme la pâte ne peut pas entamer la peau, il importe d'appliquer auparavant un peu de pâte de Vienne (pendant 7 ou 8 minutes). Le Canquoin détruit environ une épaisseur de tissu de 3 millimètres par heure: son action ne dépasse pas 3 centimètres en vingt-quatre heures. Il agit d'autant mieux que les tissus sont plus mous, plus friables. L'eschare est brune, noirâtre, cornée, nettement limitée.

Pour appliquer la pâte de Canquoin sur les téguments, il faut, comme nous le disions, faire agir au préalable la pâte de Vienne.

Une telle précaution n'est pas nécessaire pour les plaies, les tumeurs, et toutes les surfaces dénudées, bourgeonnantes. Il suffit de tailler un morceau de Canquoin un peu moins grand que l'eschare que l'on veut produire.

## QUESTIONNAIRE (XVIIIe CONFÉRENCE)

1° Qu'est ce que la cautérisation?
2° Quel but se propose-t-on en la pratiquant?
3° Qu'entend-on par la cautérisation actuelle et potentielle?
4° Qu'entend-on par galvanocaustique, thermique et chimique?
5° Comment divise-t-on les caustiques?

6° Comment emploie-t-on les acides acétique, citrique, chromique, sulfurique?
7° Comment applique-t-on les pastilles de potasse?
8° Comment applique-t-on la pâte de Vienne?
9° Qu'est-ce que le caustique de Filhos?
10° A quoi sert le nitrate d'argent?
11° Quelles précautions faut-il prendre dans son emploi?
12° Qu'est-ce que le Canquoin?
13° Comment emploie-t-on le Canquoin?

---

## DIX-NEUVIÈME CONFÉRENCE

### Du cathétérisme.

Le cathétérisme est une opération qui consiste à introduire dans la vessie une sonde creuse destinée à permettre l'évacuation de l'urine.

Je ne vous entretiendrai pas des diverses causes qui peuvent nécessiter l'emploi du cathétérisme.

En effet, lorsqu'il s'agit de rétention d'urine due à un rétrécissement du canal de l'urèthre, à une hypertrophie prostatique, en un mot quand de graves difficultés existent, le chirurgien seul pourra pratiquer cette opération.

Par contre, il peut la confier à des mains moins expérimentées lorsque le canal est libre d'obstacle et qu'il s'agit soit d'évacuer le contenu d'une vessie paralysée, soit de faire des lavages de cet organe. Et cependant *même lorsque la voie est facile, de grandes précautions sont nécessaires* si l'on veut éviter de nuire au patient.

*Cathétérisme chez l'homme.* — On enseigne dans les livres d'anatomie que l'urèthre comprend trois portions différentes, qu'il décrit une courbe..... Pour vous, ce qu'il est indispensable que vous sachiez, c'est que le canal présente deux parties, la première (spongieuse) contenue dans la verge n'offre pas de direction fixe, la seconde située profondément dans le périnée (portions prostatique et membraneuse) est incurvée en avant et un peu en haut. C'est pour cela que les anciennes sondes métalliques offraient la courbure que vous connaissez. Habituellement on distinguait trois temps quand on se servait de ces sondes métalliques courbes.

Dans le premier temps l'instrument parcourait la portion libre (spongieuse), dans le deuxième on abaissait lentement, doucement le pavillon de la sonde pour faire suivre à sa courbure la courbure du canal et finalement, troisième temps, on pénétrait dans la vessie.

*Nous proscrivons l'emploi des instruments rigides :* le chirurgien seul doit en user s'il le juge indispensable. Il n'est donc plus nécessaire que vous soyez forts en anatomie pour bien sonder; vous devez cependant tenir compte des recommandations suivantes relatives *au choix* de la sonde, à son *mode d'emploi* et à son *entretien.*

Les sondes évacuatrices doivent offrir un calibre suffisant (n° 18 à 20, filière Charrière); elles sont, du reste, plus faciles à introduire.

Prenez des sondes de Nélaton en caoutchouc rouge, ou des sondes de gomme pourvues de deux œillets et présentant une *extrémité pleine* et non terminée en cul-de-sac qui peut servir de nid à microbes. *Coniques* ou mieux encore *olivaires* chez les adultes, elles doivent être à *béquille* quand il s'agit de vieillards à prostate généralement volumineuse.

Nous n'insisterons pas sur les préceptes que nous avons fait connaître ailleurs à propos de l'asepsie. Leur importance est capitale.

Vous éviterez de grands dangers en n'infectant pas votre patient.

Un petit moyen qui facilite beaucoup l'introduction et le passage de la sonde, c'est l'injection préalable dans l'urèthre d'une petite quantité d'huile bouillie additionnée ou non d'iodoforme: l'huile phéniquée à 2 0/0 rendrait les mêmes services.

L'asepsie de l'instrument, des doigts et de l'extrémité de la verge étant assurée, faites l'injection huileuse que vous faites progresser dans le canal en pressant doucement sur sa paroi inférieure.

Placé à droite du malade tenez de la main gauche la verge légèrement tendue, puis introduisez doucement, lentement la sonde. Lorsqu'elle aura pénétré de 12 à 14 centimètres vous éprouverez une légère résistance due à la contraction de fibres musculaires (sphincter membraneux); maintenez la pression, sans forcer, et bientôt la sonde pénétrera dans la vessie. Le grand principe qui doit vous servir de guide en cette circonstance c'est *l'inutilité et le danger de vouloir faire de la force.*

Lorsque vous le jugez à propos retirez la sonde en maintenant la pulpe de l'index droit sur l'orifice antérieur jusqu'à ce que vous puissiez faire couler dans un vase l'urine qui est encore contenue dans l'instrument.

Je vous ai déjà dit (voir asepsie urinaire) qu'il ne fallait pas faire une évacuation complète de la vessie dans les cas de rétention. Si vous ne teniez pas compte de ce précepte vous pourriez voir survenir des hématuries et d'autres accidents fort graves.

Des circonstances urgentes peuvent quelquefois vous forcer à pratiquer le cathétérisme en l'absence du chirurgien ou de l'interne. Il importe de vous fournir quelques renseignements sur ce point. *Tantôt il s'agit d'un homme âgé de moins de 50 ans, tantôt c'est un vieillard.*

*Dans le premier cas* la rétention d'urine est très probablement causée par des *rétrécissements* du canal, dans le second par une *hypertrophie prostatique.*

1° Le canal étant rétréci vous devez choisir une fine sonde de gomme, molle, à *bout olivaire* ou *conique*. Commencez par essayer de passer le numéro 9 ou 10 pour en prendre de plus fines si vous échouez. Evitez toute violence. Au besoin faites prendre un grand bain et quelquefois votre malade urinera spontanément, alors même que votre tentative n'aurait pas réussi.

2° Quand il s'agit d'un vieillard, l'obstacle au passage de l'urine siège plus profondément près du col de la vessie et tient à l'hypertrophie de la prostate. Il n'y a pas rétrécissement absolu, mais déformation du canal. Quelques gouttes d'huile antiseptique étant injectées dans le canal, essayez d'introduire une sonde molle de Nélaton (sonde en caoutchouc rouge) numéro 13 ou 14 ; vous êtes certains de ne pas nuire avec cet instrument. Si vous échouez, prenez une sonde en gomme de même calibre, dite à *béquille*, et passez-la le bec dirigé en haut le talon en bas. Au besoin, appuyez sur la sonde à travers le périnée de manière à faciliter la pénétration. Ne réussissez-vous pas? ayez recours à la sonde *bicoudée*, dont vous userez de la même manière, glissez l'index dans le rectum si la pression sur le périnée est insuffisante. Vous réussirez généralement ainsi, mais si vous échouez il vous reste à employer la *sonde de Gely molle à grande courbure*. Je ne vous parle pas de l'emploi des sondes avec mandrins ; il n'appartient qu'au chirurgien de s'en servir.

Répétons-le enfin, *si la vessie est très distendue, il ne faut pas évacuer la totalité de l'urine dans la même séance*. Je vous conseille de procéder comme pour un lavage. Après avoir évacué 700 à 800 grammes d'urine, remplacez-les par 200 grammes de la solution d'acide borique que vous laisserez dans la vessie.

N'employez jamais d'instruments métalliques.

Si toutes les tentatives sont inutiles, la *ponction hypogastrique* est indiquée, mais ce n'est pas à vous à la pratiquer.

Comment maintient-on une *sonde à demeure*? Le plus souvent on emploie l'un des moyens suivants :

1° Après avoir noué par le milieu un fort fil à l'extrémité de la sonde, on fixe chacun des deux bouts le long de la verge avec des bandelettes de diachylon roulées autour de cet organe.

2° Un moyen plus sûr consiste à attacher deux fils à la sonde et à nouer leurs quatre extrémités, deux en haut à une ceinture abdominale, deux en bas aux sous-cuisses.

3° En l'absence de toute autre ressource, rouler en touffes quelques poils du pubis et s'en servir pour y fixer de chaque côté les bouts du fil.

*Cathétérisme chez la femme.* — Beaucoup moins difficile chez la femme, le cathétérisme est généralement pratiqué à l'aide de petites sondes métalliques à extrémité (ou bec) très légèrement incurvée. L'autre extrémité ou pavillon est munie de deux petites anses auxquelles on attache les fils lorsque l'on veut maintenir à demeure la sonde dans la vessie. On comprend que, à plus forte raison, les sondes molles pourraient être utilisées. Les soins nécessaires à l'asepsie étant pris, la femme couchée sur le dos, on écarte de la main gauche les petites lèvres. On voit alors immédiatement au-dessus de l'ouverture du vagin un tubercule (tubercule uréthral) au centre duquel se trouve l'orifice du canal. On présente le bec de la sonde, la partie concave de l'instrument dirigée en haut, et par une légère pression on le fait pénétrer dans l'urèthre en fermant le pavillon avec l'index droit pour empêcher l'urine de s'écouler sur les draps avant que l'on ait approché le bassin. Au moment où elle sort on abaisse légèrement la sonde de façon à ce qu'elle soit dirigée obliquement de haut en bas. La vessie vide on enlève le bassin, puis on retire tout doucement l'instrument en refermant le pavillon avec le pouce de la main droite.

Certaines malades désirent être sondées sous les draps. La manœuvre est alors un peu plus difficile.

On se place à gauche du lit; l'index gauche est huilé; la sonde est tenue de la main droite. On introduit alors la dernière phalange de l'index gauche dans le vagin, la pulpe dirigée en haut; il est facile de sentir au milieu même la saillie du canal sur la paroi supérieure du vagin. On ramène un peu le doigt en avant de manière à toucher le tubercule, l'éminence indiquée plus haut, et au centre de laquelle est l'orifice de l'urèthre. Alors sur l'index gauche, qui sert de conducteur, on glisse la sonde, le bec en haut, de manière à pénétrer dans le tubercule. Poussez doucement, et il est bien rare que vous ne réussissiez du premier coup si vous vous êtes conformé exactement aux indications précédentes.

## QUESTIONNAIRE (XIXe CONFÉRENCE)

1° Qu'est-ce que le cathétérisme?

2° Quelles sondes faut-il choisir?

3° Quelles précautions doit-on prendre pour assurer leur asepsie?

4° Comment pratique-t-on le cathétérisme chez l'homme, chez la femme?

5° Comment maintient-on une sonde à demeure?

# TABLE DES MATIÈRES

CINQUIÈME CONFÉRENCE



SIXIÈME CONFÉRENCE



SEPTIÈME CONFÉRENCE



HUITIÈME CONFÉRENCE

---

Imp. WALTENER ET Cie, rue Belle-Cordière, 14. — Lyon.

# EXPLICATION DES PLANCHES

Fig. A.— Projection horizontale de l'autoclave *(système Chamberland)*.

Fig. A'. — Coupe de l'autoclave pour la stérilisation des objets de pansement, à l'aide de la vapeur saturée à + 120°; 1, enveloppe générale de l'appareil; 2, brûleur à gaz; 3, paroi de la marmite autoclave; 3' panier en fil de cuivre pour déposer les objets à stériliser; 4, coton à stériliser; 5, couvercle de l'autoclave; 6, soupape de sûreté; 7, manomètre.

Fig, B. — Séchoir magasin *(face supérieure)*. 1, évent ouvert dans le couvercle d'un séchoir; 1', évent fermé avec son volet métallique; 1'', évent fermé et protégé par un tampon de coton.

Fig. B'. — Séchoir magasin *(coupe verticale)*; 1, séchoir ouvert libre à l'intérieur, montrant le régulateur R; R', robinet conduisant le gaz du régulateur au brûleur D; 2, un séchoir muni de son couvercle C, et du panier en fil de cuivre P; F, fumivore; 3, séchoir fermé, vide et montrant son fumivore F; H, H, H, enveloppe métallique servant de support au séchoir magasin.

Fig. C. — Bain d'huile pour la stérilisation des instruments, (*vue extérieure*); 1, brûleur; 2, régulateur; 3, thermomètre; 4, couvercle,

Fig. C'. — Coupe du bain d'huile; 1, 2, 3, 4, 5, les divers compartiments du bain; 6, bas-fond faisant communiquer les compartiments entre eux; 7, 7, plaques de liège pour préserver la pointe des instruments; 8, 8, paniers en fil de laiton pour immerger en masse les petits instruments.

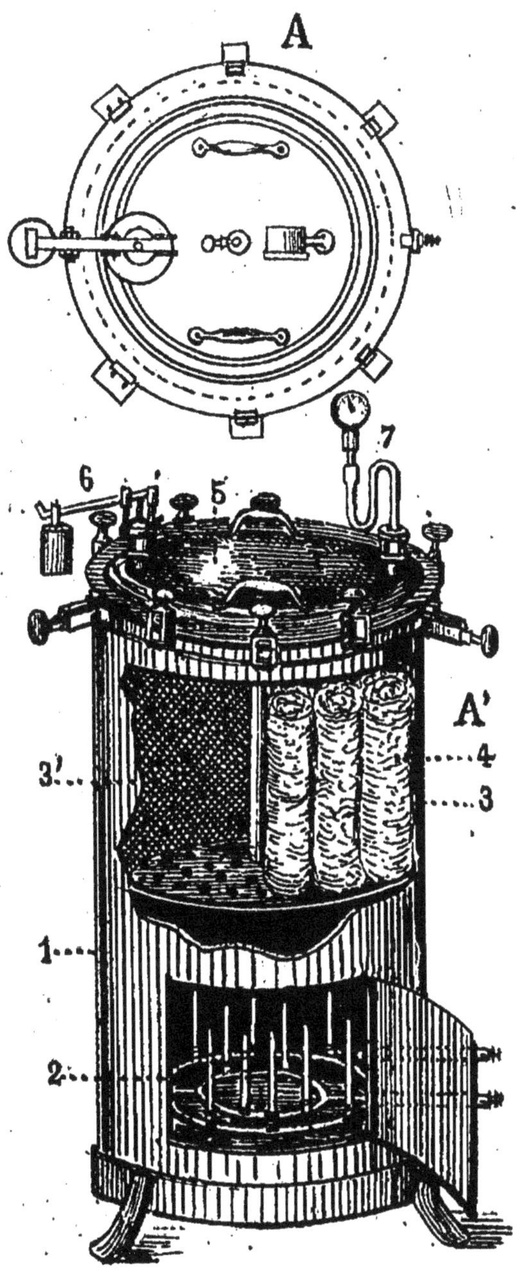
A
7
6
5
A'
4
3'
3
1
2

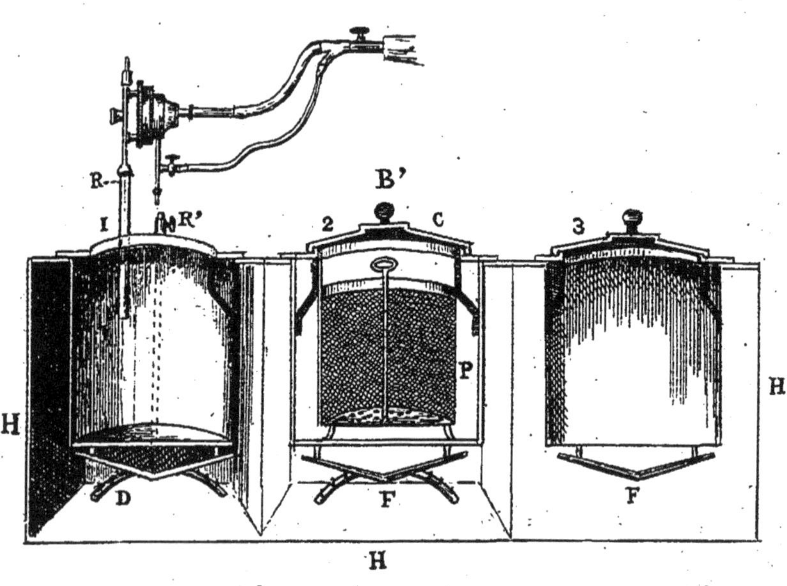
B'
R
1
R'
2
C
3
H
P
H
D
F
F
H

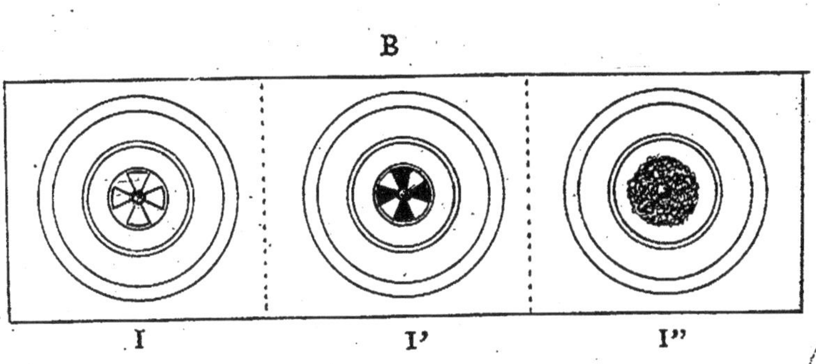
B
I
I'
I''

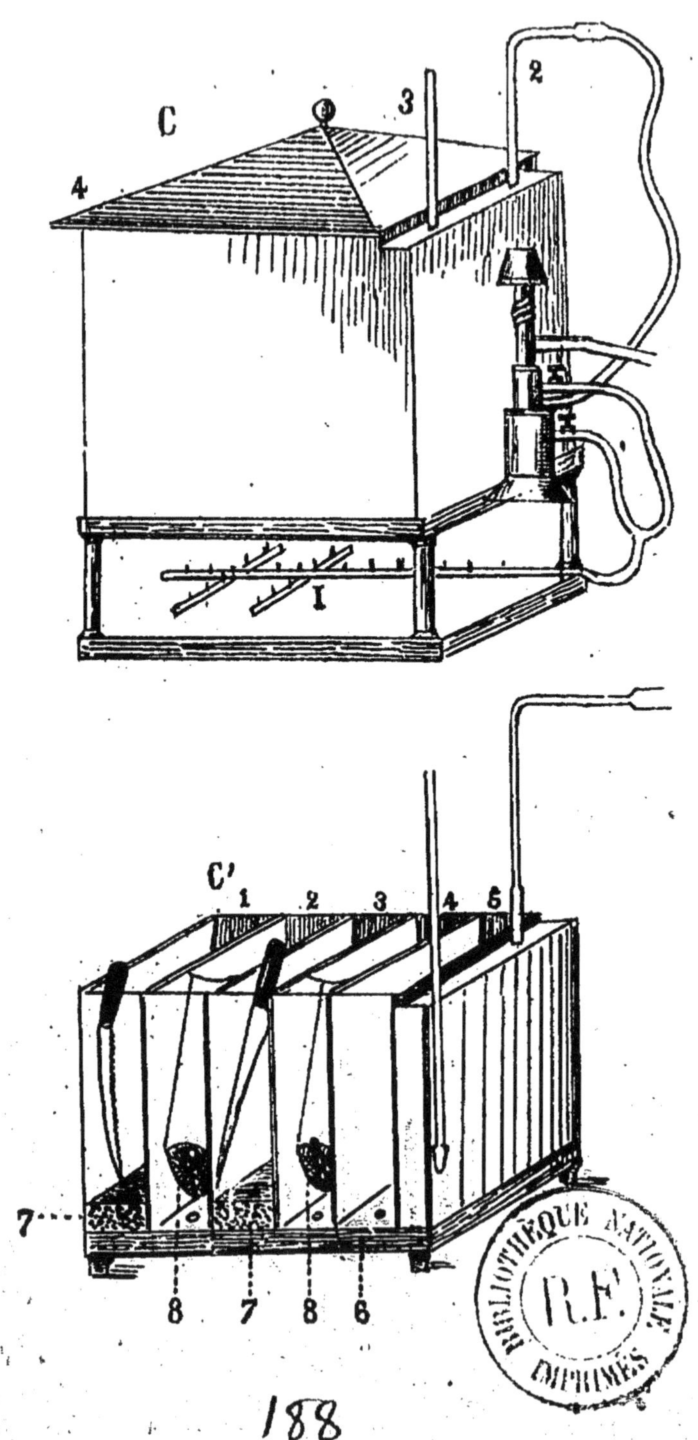
C
4
3
2
I
C'
1
2
3
4
5
7
8
7
8
6

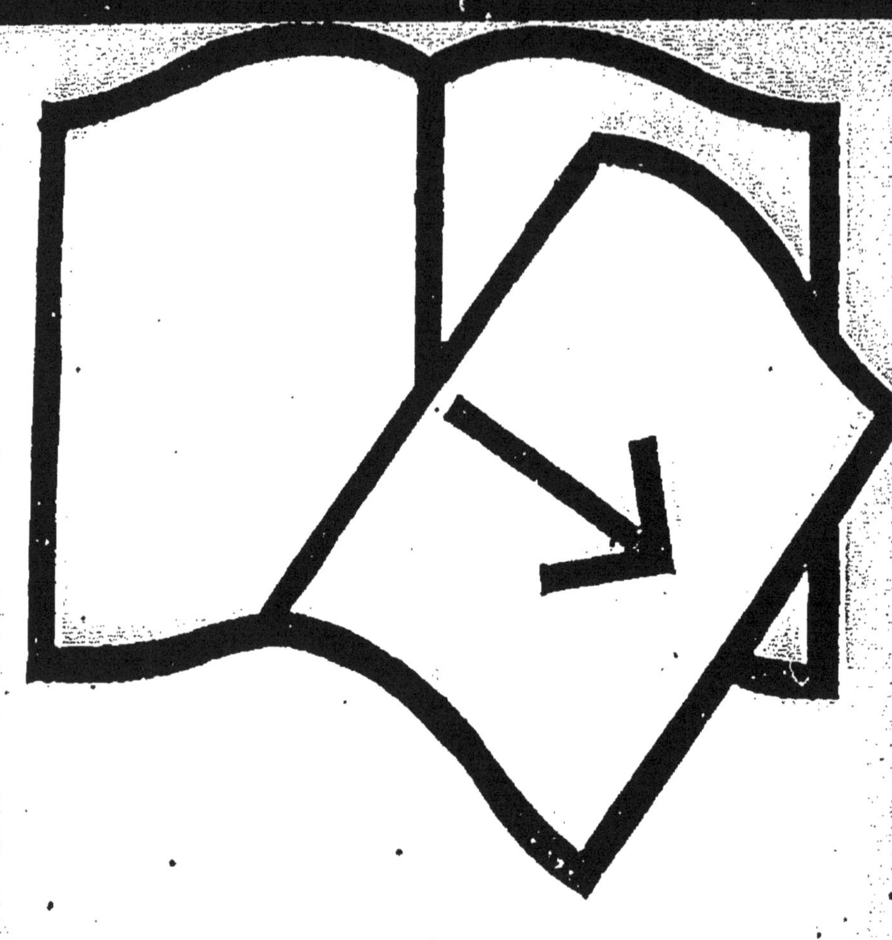

Documents manquants (pages, cahiers...)

NF Z 43-120-13

www.ingramcontent.com/pod-product-compliance
Ingram Content Group UK Ltd.
Pitfield, Milton Keynes, MK11 3LW, UK
UKHW020336230726
13925UKWH00002B/826

9 782013 553759